DIE ARCHE Suizidprävention und
Hilfe in Lebenskrisen e. V. (Hg.)

Über Suizidalität sprechen

Erfahrungen aus der Angehörigenberatung

Unter Mitarbeit von
Peter Brieger und Susanne Menzel

Der Herausgeber

Der Verein »DIE ARCHE – Suizidprävention und Hilfe in Lebenskrisen e. V.« wurde 1969 gegründet und betreibt seitdem eine Beratungsstelle in München-Schwabing. DIE ARCHE bietet Beratung für Menschen in Lebenskrisen und bei Suizidgefährdung an, für Menschen aus dem Umfeld einer suizidgefährdeten Person und für Hinterbliebene nach Suizid.

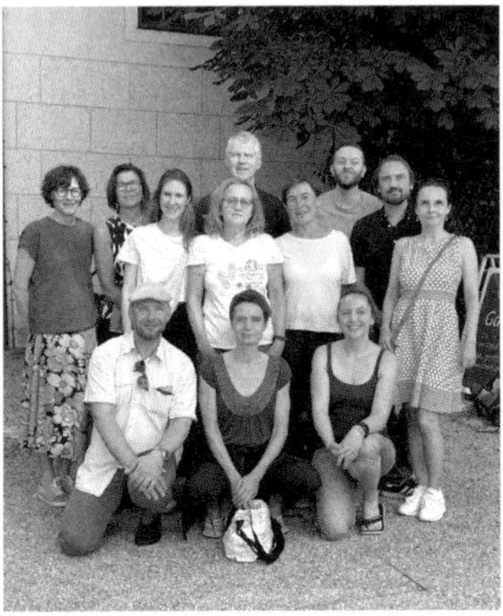

An dem Buchprojekt haben sich alle Mitarbeitenden beteiligt. Die Mitglieder des Beratungsteams haben Psychologie, Sozialpädagogik oder Medizin studiert und eine psychotherapeutische oder fachärztliche Zusatzqualifikation. Auf dem Foto sind: Gerda Schumacher, Dr. Ulrike Wegner, Michael Martinz, Kathrin Maierhofer, Burak Yazman, Lucia Wasserrab, Michael Beckenbauer, Bettina Robl, Anian Geyer, Eszter Mottl, Elisabeth Baier und Heidi Graf. www.die-arche.de

Dankeschön

Dieses Buchprojekt wurde von der Anni Gruber Stiftung gefördert. Die 1994 von Anni Gruber gegründete Stiftung hat sich zum Ziel gesetzt, psychisch Erkrankte und deren unmittelbar betroffene Angehörige zu unterstützen. www.anni-gruber-stiftung.de

Anni
Gruber
Stiftung

DIE ARCHE Suizidprävention und
Hilfe in Lebenskrisen e. V. (Hg.)

Über Suizidalität sprechen

Erfahrungen aus der Angehörigenberatung

BALANCE ratgeber

DIE ARCHE Suizidprävention und Hilfe in Lebenskrisen e.V. (Hg.)
Über Suizidalität sprechen
Erfahrungen aus der Angehörigenberatung

1. Auflage 2025
ISBN: 978-3-86739-374-4
ISBN E-Book (PDF): 978-3-86739-380-5
ISBN E-Book (EPUB): 978-3-86739-381-2

Bibliografische Information der Deutschen Nationalbibliothek
Die Deutsche Nationalbibliothek verzeichnet diese Publikation in der Deutschen Nationalbibliografie; detaillierte bibliografische Daten sind im Internet über https://portal.dnb.de abrufbar.

Psychiatrie Verlag GmbH
Ursulaplatz 1
50668 Köln
info@psychiatrie-verlag.de

Lektorat: Anna Oster, Berlin
Umschlagkonzeption und -gestaltung: Michael Schmitz, www.grafikschmitz.de, Arnbruck, unter Verwendung eines Holzschnittmotivs von Sabine Häusler, www.sabinehaeusler.de
Satz: Psychiatrie Verlag
Druck und Bindung: Plump Druck & Medien, Rheinbreitbach

Vorwort

Suizidäußerungen eines Angehörigen, ob psychisch krank oder nicht, stellen für das soziale Umfeld des betroffenen Menschen eine enorme Belastung dar. Die Angehörigen sind hilflos und überfordert und wissen in aller Regel nicht, wie sie mit dem Problem umgehen sollen oder wo sie wirksame Unterstützung finden können. Suizidankündigungen gehören auch in der Angehörigenberatung zu den schwierigsten Themen überhaupt, da es kein Patentrezept zur Vorbeugung und Verhinderung gibt. Schließlich kann man, zumindest außerhalb einer Fachklinik, niemanden vierundzwanzig Stunden am Tag unter eine Käseglocke stecken und ständig überwachen.

Auch rechtlich befinden sich die Angehörigen hier in einer Grauzone und bekommen häufig wenig oder keine Unterstützung von der gerufenen Polizei oder den zuständigen Behörden, da oft schwer einschätzbar ist, wie ernst man eine Suizidankündigung nehmen muss. Die Angehörigen, aber auch ehrenamtliche und professionelle Beratende, befinden sich im Zwiespalt: Ist die geäußerte Suizidabsicht schon akut gefährdend oder »nur« Ausdruck einer momentanen Missstimmung? Zudem fragen sie sich, ob sie womöglich sogar noch wegen unterlassener Hilfeleistung belangt werden können, wenn sie wider besseren Wissens die ihnen zumutbaren Maßnahmen zur Verhinderung eines Suizids des betroffenen Menschen nicht ergriffen haben.

Eine Suizidäußerung sollte vom sozialen Umfeld immer ernst genommen werden. Eine absolute Gewähr für Erfolg beim Versuch der Verhinderung von Suizidversuchen gibt es leider nicht und kann es wohl auch nie geben. Jedoch können die ausführlichen Hinweise und Handlungsempfehlungen im vorliegenden Buch für eine erfolgreiche und rechtzeitige Intervention durch Angehörige sehr hilfreich sein, zumal es unterschiedliche Erfahrungen und Konstellationen sowie Hilfemöglichkeiten und Wege aufzeigt, die mit einer Suizidankündigung verbundenen Ängste und Sorgen zu teilen.

Ein gewisser Prozentsatz der suizidgefährdeten Menschen leidet an einer psychischen Erkrankung, welche wiederum die Ursache für Suizidankündigungen und Suizidversuche sein kann. Die organisierten Angehörigen psychisch erkrankter Menschen begrüßen daher das vorliegende Buch als eine wertvolle Hilfe für Angehörige von suizidgefährdeten Personen.

Erfreulicherweise nehmen sich auch Politik und Fachleute in letzter Zeit zunehmend des Themas Suizidprävention an, was wir selbstverständlich in vollem Umfang unterstützen. Angehörige psychisch erkrankter Menschen leiden enorm unter Dauerstress, welcher durch Suizidäußerungen des betroffenen Menschen noch erheblich verstärkt wird. Sie haben ja in der Regel eine starke emotionale Bindung zu diesem Menschen, möchten nur das Beste für ihn erreichen und, soweit irgend möglich, sein vorzeitiges Ableben verhindern. Daher gilt für alle Beteiligten in so einer Krisensituation – Betroffene und Angehörige – die Aussage in der Einleitung des vorliegenden Buches: »Grundsätzlich gehen wir davon aus, dass jedes Leben lebenswert ist und jeder Mensch einzigartig.«

Karl Heinz Möhrmann
Vorsitzender des Bundesverbandes der Angehörigen psychisch erkrankter Menschen (BApK) e. V.

Angehörige sind immer mitbetroffen[1]

Wenn jemand von Suizid spricht oder einen Suizidversuch unternimmt, geraten die Menschen in seiner Umgebung meist seelisch unter Druck. Das Wissen um die Suizidalität kann schockierend und zutiefst beängstigend sein. Es macht uns hilflos und stellt möglicherweise die Gewissheiten unseres Zusammenlebens infrage. Das Bild des Spielzeugmobiles verdeutlicht, wie alle Teile einer Familie oder eines sozialen Umfelds des suizidgefährdeten Menschen aus der Balance geraten, wenn an einem Element heftig gezogen wird. Ein solch heftiges Aus-dem-Alltag-und-Gleichgewicht-gerissen-Werden beschreiben Angehörige von Menschen in suizidalen Krisen. Nach dem ersten Schock folgen meist Angst, Sorge und Hilflosigkeit, dass der nahestehende Mensch sich das Leben nehmen könnte. Wenn es bereits zu einem Suizidversuch gekommen ist, mag die Erleichterung zunächst groß sein, dass die Person überlebt hat. Doch die Verunsicherung bleibt. Wird er oder sie es wieder tun? Häufig berichten Angehörige dann von Schuld- und Schamgefühlen. Sie möchten nicht, dass ihr Umfeld von der suizidalen Krise ihrer nahestehenden Person erfährt. Suizid ist in unserer Gesellschaft noch immer mit einem Stigma belegt. Angehörige geraten durch diese Situation häufig selbst in eine Krise.

Wie viele Menschen solche Erfahrungen machen müssen, ist nicht bekannt. In Deutschland nehmen sich schätzungsweise 10.000 Menschen pro Jahr das Leben. Vermutlich führen zehnmal so viele einen Suizidversuch durch, also 100.000 pro Jahr. Suizidforschende gehen davon aus, dass sechs bis dreißig Personen im direkten Umfeld von einem Suizid betroffen sind. Wenn wir annehmen, dass von einem

1 https://www.apk-muenchen.de abgerufen am 11.07.2025.

Suizidversuch genauso viele Angehörige betroffen sind wie von einem Suizid, dann kommen wir schnell in den Bereich von Millionen betroffener Angehöriger jedes Jahr. In dieser Schätzung sind jedoch nicht die Personen enthalten, die Suizidgedanken haben, aber noch keine Suizidhandlung begangen haben. Auch diese Personen haben Angehörige, die manchmal davon erfahren und dann sehr besorgt sind. Die Zahl der Angehörigen ist also vermutlich noch viel größer. Auch wenn die Situation von Menschen in suizidalen Krisen und von Suizidhinterbliebenen in den letzten Jahrzehnten etwas mehr Aufmerksamkeit bekommen hat, besteht weiterhin großer Handlungsbedarf, um deren Lage zu verbessern. Dies gilt auch für Unterstützungsangebote für Angehörige suizidgefährdeter Menschen.[2]

In der Suizidprävention werden sogenannte Gatekeeper als wichtig erachtet. Das sind Personen, die das Wissen und die Kompetenz haben, suizidgefährdete Menschen zu erkennen und ihnen den Zugang zum Hilfesystem zu ermöglichen. Zu diesen Gatekeepern zählen auch Angehörige. Überraschenderweise gibt es dazu bislang wenig wissenschaftlich evaluierte Angebote, die die Kompetenzen von Angehörigen im Umgang mit Suizidalität stärken.

Grundsätzlich gehen wir davon aus, dass jedes Leben lebenswert ist und jeder Mensch einzigartig. Die individuellen Lebenssituationen, in denen Menschen verzweifeln und dringend Hilfe benötigen, sind ebenso vielfältig. Krisen gehören zum Leben, und jeder Mensch hat ein Recht auf Hilfe. Wir verstehen Suizidalität als Hilferuf und Ausdruck einer Notlage, in der die betroffene Person eine als unerträglich erlebte Belastungssituation beenden möchte und deshalb so nicht mehr leben will. Suizidalität kann als ein verzweifelter Lösungsversuch eines

---

2 Persönliche Nachricht vom 08.06.2025, Georg Fiedler, Nationales Suizidpräventionsprogramm (NaSPro).

gegenwärtig unlösbar erscheinenden inneren oder äußeren Konflikts betrachtet werden. Wir verstehen Suizidalität in starkem Maße als Beziehungsgeschehen. Die Bewältigung erfolgt unseres Erachtens in großen Teilen im Rahmen einer vertrauensvollen und zugewandten Beziehung, die an sich bereits eine »antisuizidale« Hilfe darstellt. In der Suizidalität steckt eine Botschaft, die verstanden werden will. Der suizidale Mensch hat sich meist aus der sozialen Welt zurückgezogen. Eine Kontaktaufnahme, ein Gespräch, eine Beziehung kann helfen, den Blick wieder zu weiten und alternative Lösungsstrategien zu entwickeln. Dabei ist es nicht nötig, Lösungen für die Person zu finden. Zuhören ist meist am besten, aber oft auch am schwierigsten. Getreu dem Motto: »Reden hilft – Zuhören auch.«[3]

Worum geht es in diesem Buch?

Dieses Buch möchte Angehörigen Anregungen geben, wie sie sich hilfreich für die betroffene Person verhalten können. Es ersetzt keine professionelle Unterstützung, die in einer lebensbedrohlichen Situation notwendig ist. Es soll nicht belehren oder vorschreiben, was richtig und falsch ist. Wir haben großen Respekt vor den Leistungen der Angehörigen, die häufig unermüdlich die durch die psychische Krise entstandenen Belastungen »mittragen«. Wir dürfen nicht vergessen: Wenn professionelle Helfende bereits Feierabend haben und nach Hause gehen, sind Angehörige noch da.

Nicht jeder Suizid kann verhindert werden. Das ist eine schmerzhafte Gewissheit. In diesem Buch werden nur Geschichten erzählt,

3 Titel der Frühjahrstagung der Deutschen Gesellschaft für Suizidprävention DGS am 12.04.2024 online.

in denen die suizidale Krise bewältigt werden konnte. Damit wollen wir nicht verleugnen, dass eine solche Krise auch mit dem Tod des Betroffenen enden kann. Wenn sich ein geliebter Mensch das Leben nimmt, bedeutet das für die meisten Hinterbliebenen eine existenzielle Erschütterung ihres Vertrauens in sich selbst, in die Beziehung zum Verstorbenen und in das Leben. In der Regel benötigen Hinterbliebene Hilfe bei der Bewältigung des Verlusts und eine Trauerbegleitung. In Deutschland existieren verschiedene Angebote für Suizidhinterbliebene. Wir verweisen an dieser Stelle ausdrücklich auf die bundesweite Selbsthilfeorganisation AGUS – Angehörige um Suizid e. V.[4] Die Arbeit von AGUS e. V. und vielen anderen regionalen und überregionalen Organisationen, die Trauernde nach dem Suizid einer nahestehenden Person unterstützen, hat einen sehr wichtigen Beitrag zur Förderung der Prävention und Entstigmatisierung von Suizidalität geleistet. Bei AGUS e. V. finden Hinterbliebene regionale Hilfsangebote und Informationen, um einen solchen Verlust zu bewältigen. An- und Zugehörige befinden sich in einer spezifischen Situation, für die bislang relativ wenige Angebote existieren. Aus diesem Grund haben wir uns entschieden, uns in diesem Buch auf ihre Situation zu fokussieren.

Dieses Buch beginnt mit einem Gespräch zwischen Angehörigen, von Suizidalität betroffenen Personen und Professionellen, das im Mai 2025 in den Räumen der ARCHE geführt wurde. Darin werden die unterschiedlichen Perspektiven und das Erleben von Suizidalität deutlich. Im zweiten Teil werden anhand anonymisierter Fallgeschichten ausgewählte, häufig vorkommende Herausforderungen sowie mögliche Handlungsstrategien für Angehörige und Freunde von suizidalen Menschen besprochen. Wie erkenne ich eine suizidale Krise? Wie spreche ich den Betroffenen am besten an, um die Suizidgefahr

4 Schweiz: https://www.selbsthilfeschweiz.ch; Österreich: https://oekuss.at/

einzuschätzen? Welche konkreten Handlungsmöglichkeiten habe ich? Was tun bei akuter Suizidalität? Was kann und darf ich angesichts einer solchen Krise für mich selbst tun? Die Fallgeschichten werden um Erfahrungen aus der Beratung ergänzt, in denen sich umfassende Informationen zum Umgang mit Suizidalität finden. Prof. Dr. med. Peter Brieger und Dipl.-Psych. Susanne Menzel stellen in einem abschließenden Kapitel den aktuellen Wissensstand zum Phänomen der Suizidalität dar: Was weiß die Wissenschaft? Im Anhang finden sich ausgewählte regionale und überregionale Anlaufstellen sowie weiterführende Informationen.

Wie und durch wen ist dieses Buch entstanden?

Die ARCHE ist die Beratungsstelle des Vereins »DIE ARCHE – Suizidprävention und Hilfe in Lebenskrisen e. V.« in München. Neben Krisenintervention für Menschen in suizidalen Krisen und Trauerbegleitung für Hinterbliebene nach einem Suizid bietet sie auch Beratung für Angehörige, die sich Sorgen um jemanden machen. Alle Beratenden des ARCHE-Teams haben an diesem Buch mitgearbeitet und ihre Erfahrungen beigesteuert. Das ARCHE-Team kann auf einen großen Erfahrungsschatz mehrerer Generationen von Mitarbeitenden und Vereinsmitgliedern zurückgreifen. Dieser gibt Sicherheit und Kraft, Menschen durch Krisen gut zu begleiten – bildhaft gesprochen: in stürmischer See nicht unterzugehen.

Wir danken zuallererst den Menschen, die uns ihr Vertrauen geschenkt und sich in der Beratungsstelle Hilfe geholt haben. Menschen, seien es Betroffene, Angehörige oder Hinterbliebene, von denen wir immer wieder beeindruckt waren, wenn sie uns ihre kreativen Lösungen und ihren Mut, sich dem Leben zu stellen, gezeigt haben, während wir sie auf einem Stück ihres Weges durch ihre Krisen begleitet haben. Wir danken unseren Gesprächspartnern und Gesprächspartnerinnen, die uns geholfen haben, noch mehr darüber zu lernen, wie das Phänomen Suizidalität verstanden werden kann und erlebt wird. Wir freuen uns auch ganz besonders über den Beitrag von Prof. Peter Brieger, Ärztlicher Direktor des kbo-Isar-Amper-Klinikums und Dipl.-Psych. Susanne Menzel, Referentin des kbo-Isar-Amper-Klinikums, zu diesem Buch. Suizidprävention und Krisenintervention sind nur in einem Netzwerk von Akteuren möglich. Wir bedanken uns deshalb an dieser Stelle auch bei allen kooperierenden Institutionen und Organisationen für die Zusammenarbeit, zum Beispiel dem Krisendienst Psychiatrie Bayern, den Telefonseelsorgen, der Münchner Insel, AETAS-Kinderstiftung und den Kliniken des Bezirks Oberbayern. Insbesondere danken wir auch denjenigen Organisationen, mit denen wir in der Angehörigenarbeit immer wieder zusammenarbeiten: AGUS e. V., Mitten im Leben e. V. und der APK Bayern und München. Mit der Idee eines Netzwerks für Suizidprävention im Großraum München hoffen wir, diese Zusammenarbeit im Sinne der Menschen in Lebenskrisen in den kommenden Jahren weiter zu stärken. Ebenso gilt unser Dank dem Bezirk Oberbayern, der Stadt München, der evangelischen und der katholischen Kirche, den Krankenkassen sowie den Spendern und Spenderinnen sowie Stiftungen, die die Arbeit der ARCHE finanzieren. Schließlich gilt unser Dank Karin Koch und dem Psychiatrie Verlag sowie unserer Lektorin Anna Oster, die dieses Buch möglich gemacht haben.

Die ARCHE ist als Kriseneinrichtung für den Großraum München und ganz Oberbayern zuständig. Als Akteur der Suizidprävention blicken wir zum Zeitpunkt der Fertigstellung dieses Buches im Jahr

2025 hoffnungsvoll auf die aktuellen politischen Entwicklungen. Zu diesen Entwicklungen zählt die lang erwartete gesetzliche Verankerung der Suizidprävention in einem Suizidpräventionsgesetz. Dieses Gesetz könnte eine Verbesserung für Menschen in suizidalen Krisen und deren Angehörige bewirken sowie die dringend nötige Finanzierung der Einrichtungen und Akteure der Suizidprävention sichern und den weiteren Ausbau ermöglichen.

Suizidprävention ist möglich.[5] Mit diesem Buch möchten wir einen kleinen Beitrag leisten und Wissen für den Umgang mit Suizidalität in die breitere Öffentlichkeit bringen, um die Aufgabe der Suizidprävention gemeinsam zu bewältigen.

---

5 Deutsche Gesellschaft für Suizidprävention DGS, https://www.suizidprophylaxe.de/suizidalitaet1/allgemeine-informationen/abgerufen am 11.07.2025.

Voneinander lernen: Über Suizidalität sprechen
Ein trialogisches Gespräch

Das folgende Gespräch wurde im Mai 2025 in der ARCHE aufgezeichnet. Dabei kamen sechs Menschen mit verschiedenen Perspektiven zusammen, um sich über ihr Erleben in Bezug auf Suizidalität auf Augenhöhe auszutauschen. Ein solcher Austausch wird seit vielen Jahren in der Sozialpsychiatrie praktiziert und ist als Trialog bekannt geworden. Das Gespräch ist ein Versuch, die verschiedenen Erfahrungen zusammenzubringen: die der von Suizidalität betroffenen Menschen, die der Angehörigen und die der professionellen Helfenden.

Michael Martinz: Ich schlage vor, dass wir alle kurz schildern, aus welcher Perspektive wir mit dem Thema Suizidalität zu tun haben. Ich bin hier bei der ARCHE als Berater tätig.

Petra Müller: Ich bin aus der Perspektive einer Mutter hier. Mein Sohn ist 19 Jahre alt, und das Thema Suizidalität begleitet uns seit zweieinhalb Jahren. Am Anfang stand eine suizidale Krise. Es verläuft nie konstant – es gibt immer wieder Einbrüche. Wir haben eine unfassbare Entwicklung durchgemacht: Vom anfänglichen Schock bis hin zu Situationen, in denen wir nicht wussten, was mit ihm ist. Ich sage oft: Das ist jetzt unsere neue Realität. Man wird aus der Normalität gerissen und befindet sich plötzlich in einer Art Parallelwelt. Das ist meine Perspektive.

Lisa Schmidt: Auch ich spreche aus der Perspektive einer Mutter. Ich habe vier Kinder, meine jüngste Tochter ist 21 Jahre alt und psychisch erkrankt. Das Thema Suizidalität begleitet uns seit mindestens fünf Jahren – mit wiederkehrenden Krisen. Es gab insgesamt drei Suizidversuche, der letzte erst im Februar. Sie war damals in einer Klinik und befindet sich auch aktuell in einer psychosomatischen

Einrichtung. Ich möchte das unterstreichen: Es ist, als ob man in einer Parallelwelt lebt – zwei Leben nebeneinander. Und all das, was dazugehört – die Ängste, die Sorgen –, das ist ein großes Feld, das einen ständig begleitet.

Heidi Graf: Ich bin Mitarbeiterin bei der ARCHE. Dort berate ich Betroffene und Angehörige.

Moritz Becker: Ich bin 30 Jahre alt und selbst von Suizidalität betroffen – etwa seit 2012, kurz nach dem Abitur. Die Krisen kamen in Abständen und wurden immer intensiver. Anfangs hatte ich noch große Angst vor dem Tod, war dem Thema eher distanziert. Doch das hat sich über die Jahre verändert. Es gab zwar noch keinen Suizidversuch, aber konkrete Planungen und Mittelbeschaffungen. Vor zwei Jahren hatte ich eine schwere Krise und ging in eine Klinik. Seitdem beschäftige ich mich intensiv mit dem Thema. Früher war Suizidalität nur während der Krisen präsent, heute begleitet sie mich auch im Alltag. Vor meinem Klinikaufenthalt war ich bei der ARCHE in Beratung, danach auch in einer Gruppe.

Hanna Schuster: Ich bin Studienberaterin an einer Hochschule. Ich spreche aus einer professionellen Perspektive, wobei ich weder Ärztin noch Psychologin bin. Ich berate seit rund acht Jahren Studierende mit unterschiedlichen psychischen, chronischen oder körperlichen Erkrankungen. Häufig geht es zunächst um Studienfragen, aber schnell auch um tiefere Themen – darunter immer wieder auch suizidale Krisen. So komme ich regelmäßig mit dem Thema in Berührung.

Wie erlebe ich die suizidale Krise? Was macht das mit mir?

Heidi Graf: Wir möchten Sie einladen, sich gegenseitig Fragen zu stellen, aufeinander einzugehen. Es muss nicht monologisch nacheinander sein – regen Sie sich ruhig gegenseitig zum Austausch an.

Michael Martinz: Wir haben aber auch einige Impulsfragen mitgebracht, über die wir gern gemeinsam ins Gespräch kommen wollen. Die erste lautet: Wie erleben Sie suizidale Krisen – sei es bei sich selbst, bei Ihrem Kind oder in der Beratung? Was macht das mit Ihnen?

Lisa Schmidt: Ich habe über diese Frage länger nachgedacht, weil man sich das gar nicht so bewusst fragt. Man funktioniert einfach. Was mir aufgefallen ist: Ich habe alle drei Suizidversuche meiner Tochter unterschiedlich erlebt. Gemeinsam war allen ein massiver Schock, denn sie haben sich nie angekündigt. Sie hat sich schwer geöffnet, schämte sich. Als Mutter fragt man sich: Warum ist das so? Ich habe gelernt, auf subtilere Anzeichen zu achten – etwa durch Veränderungen in ihrem Verhalten. Sie selbst sagt, es waren keine geplanten Taten, sondern Affekthandlungen. Was jedes Mal bleibt, ist eine enorme Angst. Es haben immer Familienmitglieder, inklusive mir, sie gefunden. Ich komme beruflich aus der Notfallmedizin, das hilft mir, in der Akutsituation zu funktionieren. Aber das ändert nichts daran, dass man völlig hilflos ist. Man fragt sich, wie es weitergeht, ob es wieder passiert, wie man es verhindern kann. Ich fühle tiefes Mitgefühl – auch, weil ich mir kaum vorstellen kann, wie schlimm es jemandem gehen muss, um sein Leben beenden zu wollen.

Petra Müller: Das kann ich gut nachvollziehen. Diese Hilflosigkeit ist schwer zu ertragen. Man fühlt sich komplett fremdbestimmt. Man überlegt: Habe ich etwas falsch gemacht? Ist das kontrollierbar?

Aber ich glaube, es ist nicht kontrollierbar. Das Einzige, woran ich arbeiten kann, ist: ansprechbar bleiben, präsent sein. Unser Sohn meldet sich meistens, nachdem etwas passiert ist – etwa nach einer Tabletteneinnahme. Aber man weiß nie, ob er dann Hilfe bekommt. Ich lebe im Dauer-Alarmzustand. Ich merke auch, wie gut ich inzwischen funktioniere. Wenn ich bei der ARCHE bin, dann breche ich meistens erst richtig zusammen – da weine ich eine Stunde durch. Danach kann ich wieder funktionieren. Und wie Sie sagen: Dieses Mitgefühl – ich kann nicht helfen, obwohl es mein Kind ist, das ist so schwer auszuhalten.

Lisa Schmidt: Ja, und es wirkt sich auf das ganze Familiensystem aus – nicht nur auf den Betroffenen. Es zieht Kreise, wie ein Tsunami, der so anfängt, ins Rollen zu kommen. Die Geschwister sind betroffen, meine Eltern. Es betrifft das gesamte Umfeld. Es schleicht sich so in alle rein. Das kann man gar nicht steuern. Das passiert einfach. Das hat aber auch etwas Positives: Es zeigt, dass Mitgefühl da ist. Nur so kann sich jemand öffnen und Hilfe erfahren. Aber es ist eben auch belastend.

Hanna Schuster: Was Sie beschrieben haben – dass es so plötzlich kommt und die Kinder das gar nicht richtig in Worte fassen können –, das kenne ich gut. Die Menschen, mit denen ich arbeite, wenn es um Krisen oder suizidale Gedanken geht, die kommen ja. Sie reden noch, oder sie suchen aktiv Hilfe. Und genau das macht es für uns in der Beratung oft so schwierig. Plötzlich liegt eine große Verantwortung bei uns. Man ist im ersten Moment manchmal geschockt oder überfordert – weil man nicht weiß, was einen erwartet. Da steht jemand im nächsten Termin vor einem, erzählt zunächst ganz allgemein – und irgendwann kommt dann das Eigentliche. Vielleicht erst, wenn schon etwas Vertrauen da ist. Wenn man mit jemandem eine Stunde spricht, bekommt man oft tiefe Einblicke ins Leben – obwohl man sich vorher gar nicht kannte. Das bewegt einen. Nicht nur mich, das geht vielen Kolleginnen und Kollegen so. Da sitzt ein Mensch in einer existenziellen Krise. Das berührt.

Gleichzeitig schaltet sich die professionelle Rolle ein: Wie kann ich helfen? Man versucht präsent zu bleiben, empathisch – und gleichzeitig auf einer Metaebene zu überlegen, was jetzt hilfreich wäre. Wenn sich jemand öffnet, diesen schweren Schritt geht und von sich erzählt, dann ist das für mich ein starkes Zeichen: Es ist noch Bereitschaft da, Hilfe anzunehmen. Und das empfinde ich, gerade in so zugespitzten Situationen, als etwas sehr Positives. Gleichzeitig spürt man die Verantwortung. In dem Moment ist man die Person, an die sich jemand gewendet hat. Da passiert innerlich viel. Und wie Sie gesagt haben: Man stellt sich das nicht theoretisch vor – man ist einfach mittendrin. Und dann kommt schon der nächste Termin, mit einer anderen, ganz eigenen Geschichte. Das lässt einen nicht kalt. Ich verlasse das Büro nicht und lasse alles hinter mir. Es geht um Menschen.

Moritz Becker: Ich finde, das Reden ist ganz entscheidend. Am Anfang fiel mir das leichter, weil alles neu war. Ich bin generell jemand, der nicht viel für sich behalten kann. Ich habe oft gehofft, dass sich im Gespräch neue Perspektiven auftun. Später fiel es mir schwerer, weil ich das Gefühl hatte: »Schon wieder bin ich an dem Punkt.« Ich wollte niemandem zur Last fallen. Schuldgefühle begleiten mich ständig. Ich weiß, dass Suizidalität nicht nur mich betrifft, sondern auch mein Umfeld. Deshalb war es hilfreich, wenn ich aktiv angesprochen wurde – in der Selbsthilfegruppe zum Beispiel. Da habe ich mich dann doch geöffnet, obwohl ich mich eigentlich verstecken wollte. Es hat gutgetan, ehrlich sein zu dürfen. Vor meinem zweiten Klinikaufenthalt habe ich offen mit meinem Umfeld gesprochen – mit meinem Vater, mit engen Freunden. Aber seit ich aus der Klinik raus bin, hat mich niemand mehr angesprochen. Kein einziges Mal. Dabei würde es mir helfen, gefragt zu werden.

Petra Müller: Das erzählt mein Sohn auch. Er funktioniert nach außen sehr gut. Viele glauben uns nicht, wie ernst die Lage ist. Von außen wirkt er stabil. Auch ich musste lernen, nicht darauf zu hoffen, dass »alles wieder gut« wird. Stattdessen versuche ich ihm zu vermitteln: Es ist okay, wenn du eine Krise hast. Du musst dich nicht zusammenreißen, um uns zu schonen. Sag uns einfach Bescheid, wenn es dir schlecht geht. Was ihn triggert, ist, wenn Leute sagen: »Jetzt geht's dir ja wieder gut.« Er weiß, dass es wieder kippen kann. Heute spricht er mehr darüber – das ist ein großer Fortschritt.

Hanna Schuster: Ja, das habe ich auch lernen müssen. Es ist nicht gefährlich, jemanden konkret auf Suizidalität anzusprechen. Im Gegenteil – es kann sogar entlasten. Diese Hemmschwelle, sich zu öffnen, ist oft riesig. Und auch als Beraterin muss man lernen, den ersten Schritt zu machen.

Lisa Schmidt: Genau. Am Anfang will man es gar nicht wahrhaben. Als Mutter denkt man: Das kann doch nicht sein. Aber je offener man mit dem Thema umgeht, desto eher entsteht Raum für echte Unterstützung. Dass man auch offen ist und nicht immer so denkt: Man muss funktionieren! Man muss als Kind, als Schüler, Abiturient und junger Mensch einen geradlinigen Weg gehen. Es müsste viel mehr in den Fokus genommen werden, dass es vielleicht Abweichungen geben kann.

Auch Prävention müsste viel früher ansetzen – etwa in Schulen oder Hochschulen. Meine Tochter hat in Jena studiert, sie war auch schon bei Studienbeginn nicht ganz stabil. Wir haben damals verzweifelt versucht, einen Beratungstermin zu bekommen – ohne Erfolg. Heute ist sie seit eineinhalb Jahren krankgeschrieben und nicht arbeitsfähig.

Offenheit ist so wichtig, damit Betroffene nicht allein sind. Freunde meiner Tochter unterstützen sie sehr, aber sie sprechen das Thema nicht an. Sie sehen nur die Fassade. Sie will zeigen, dass es ihr gut geht. Aber das ist nicht die ganze Wahrheit. Und dann kommt wieder das Schuldgefühl: »Ich will niemandem Sorgen machen.« Ich sage ihr immer: »Du machst mir mehr Sorgen, wenn du nichts sagst.« Es ist ein schmaler Grat – und man muss lernen, feinfühlig damit umzugehen.

Michael Martinz: Also mir liegt da eine Frage zu dem Thema nachfragen und gefragt werden auf der Zunge. Was würden Sie sagen, Herr Becker? Wie würden Sie gefragt werden wollen?

Moritz Becker: Also ich habe nichts dagegen, ganz direkt gefragt zu werden: »Wie geht es dir mit dem Thema Suizidalität?« Aber ich verstehe auch, dass es schwierig sein kann, das so konkret zu formulieren. Man muss aber auch nicht immer den Finger direkt in die Wunde legen. Man könnte zum Beispiel einfach fragen: »Wie geht es dir denn so? « Oder auch: »Wie ging es dir in der Klinik? Was hat sich verändert? « Das kann man gemeinsam reflektieren. Ich finde es auch gut, wenn Menschen nachfragen: »Wie schaust du gerade aufs Leben? Bis du gerade froh, am Leben zu sein?« Gerade in sensiblen Phasen wäre das wichtig.

Petra Müller: Und wie ist es, wenn so Reaktionen kommen, wie: »Das Leben ist doch …!«

Moritz Becker: Es hilft am meisten, wenn die andere Person einfach zuhört. Wenn die Person versucht, das gemeinsam auszuhalten. Zu versuchen nachzuvollziehen, warum die Person suizidale Gedanken hat. Man kann in so einer Situation nicht darüber diskutieren. Das sind ganz unterschiedliche Perspektiven. Viele denken vielleicht, dass Suizidgedanken rationale Gedanken sind. Aber das ist ja vor allem auch von Gefühlen beeinflusst. Das ist keine Diskussion, die man so objektiv führen kann. Ist das Leben jetzt lebenswert oder nicht? Oder ist das eine gute oder schlechte Entscheidung, sich umzubringen? Es geht darum, zu verstehen, wo das herkommt.

Ich kann natürlich verstehen, dass das eine große Belastung, eine Hilflosigkeit ist. Auch ich kenne Menschen, die suizidal sind. Natürlich ist man dann erleichtert, wenn man den Eindruck hat, dass es jemandem gerade besser geht. Man versucht, Hoffnung zu haben und in die Zukunft zu blicken. Und das ist ja auch ein wichtiger Punkt, hoffnungsvoll in die Zukunft zu blicken. Aber oft ist das so ein abschließender Satz: »Ah, es geht jetzt wieder«, und damit ist das Thema beendet. Viel wichtiger wäre es dann, gemeinsam zu schauen, was jetzt weiterhin hilft. Nachzufragen, was die Person sich wünschen würde. Ich habe nämlich auch gelernt, dass eine suizidale Krise auch eine Möglichkeit eröffnen kann, neue Perspektiven auf das Leben zu entwickeln.

Petra Müller: Das merke ich auch als Mutter, als Angehörige, dass es wichtig ist, Hoffnung vermittelt zu bekommen, aber auf eine realistische Art und Weise! Nicht: »Das wird dann schon alles wieder gut«, sondern eher: »Das sind die schlimmen Seiten und da sind aber auch die guten Seiten«. Das ist authentisch und tut dann auch gut, gerade auch wenn man merkt, mein Gegenüber hält das mit mir aus.

Was hilft?

Heidi Graf: Sie haben ja schon beschrieben, welchen intensiven Weg Sie in den letzten Jahren gegangen sind, um so darüber sprechen zu können und auch so viel Hilfe anbieten zu können. Am Anfang waren da der Schock und die Hilflosigkeit – und jetzt ist so viel passiert. Da würde mich interessieren: Wie haben Sie das geschafft? Was hat geholfen? Was haben Sie gemacht? Was haben andere gemacht? Und was war vielleicht auch gar nicht hilfreich?

Lisa Schmidt: Spannende Frage! Manchmal frage ich mich das selbst. Ich glaube, es ist auch ein bisschen persönlichkeitsabhängig. Es hilft, wenn man ein eher optimistischer Mensch ist. Mein Credo ist: Auf das Gute schauen, auf das, was gut läuft – und nicht auf das, was hinten runtergefallen ist oder was nicht mehr geht. Das ist wichtig.

Viele Dinge sieht man erst retrospektiv. Zum Beispiel: Als ich erfahren habe, dass meine Tochter sich das Leben nehmen wollte – ihr Bruder war Ersthelfer und hat sie gerettet –, da war ich im Schock, aber ich hatte auch ein starkes Mitteilungsbedürfnis. Gleichzeitig war da aber auch intuitiv das Gefühl: Ich kann das nicht jedem erzählen, nicht jeden anrufen. Zum Glück waren wir therapeutisch schon gut aufgestellt. Ich habe sofort mit ihrem Therapeuten gesprochen – der hat seine Hilfe angeboten. Ich habe mit meiner eigenen Therapeutin gesprochen – die war auch sofort da. Ich war zufällig auch kurz zuvor in der ARCHE und hatte mir dort alle Notfallnummern rausgesucht. Ich habe einfach funktioniert.

Ich weiß bis heute nicht genau, wie ich das geschafft habe – ich war total durch den Wind. Aber es hat geholfen, dass andere da waren. Menschen im Hintergrund, die das mit aufgefangen haben. Und auch das offene Sprechen darüber – und dass ich etwas tun konnte –, das war sehr wichtig. Unser erster Gedanke war: Wie können wir sie retten? Das Handeln in der Akutsituation – das hat geholfen.

Petra Müller: Das war bei uns ähnlich – es war ein totaler Schock. Ich hatte das Ausmaß, wie schlecht es meinem Sohn geht, nicht erkannt. Danach fühlte ich mich wie abgeschnitten, sehr allein. Mein Mann und ich haben überlegt: Können wir das unseren Eltern sagen? Aber die sind sehr alt – wir haben uns dann dagegen entschieden.

Im Umfeld hatte ich das Gefühl: Ich will nicht, dass mein Sohn in eine Rolle gedrängt wird, die er selbst nicht kontrollieren kann, wenn ich zu viel über ihn erzähle. Was mir sehr geholfen hat, waren zwei enge Freundinnen. Da konnte ich einfach reden – ohne dass ich mich beurteilt fühlte. Ganz wichtig war: Sie haben nicht komisch auf meinen Sohn geschaut.

Anfangs waren da natürlich auch Schuldgefühle – das war ein ganz wichtiger Prozess. Und dann wieder raus aus dem Funktionieren. Ich kann nicht alles kontrollieren. Es gibt einen Bereich, den kann ich nicht beeinflussen. Wenn ich versuche, den zu kontrollieren, mache ich mich kaputt. Mich hat auch entlastet, Suizidalität einfach als Thema zu sehen: Das gibt es nun mal. Das ist kein Tabu. Darüber zu sprechen, ohne dass jemand zusammenzuckt – das war sehr wichtig.

Heidi Graf: Sie sprechen da ja auch das Thema Stigma an – dieses: Was ist denn da los, wenn es überhaupt so weit kommt? Das ist eine echte Gratwanderung.

Petra Müller: Ja, und ich versuche, meinen Sohn auch zu schützen. Menschen, denen ich nicht vertraue, denen möchte ich das nicht erzählen. Ich will nicht, dass sie ihn mit anderen Augen sehen. Er ist derselbe Mensch wie vorher, aber eben kein High-Performer, sondern ein sehr sensibler Mensch. Und ich wünsche mir, dass er diese Seite mehr leben kann.

Lisa Schmidt: Ich merke auch, das begleitet uns alle – nicht nur sie, auch uns als Familie. Und ich habe gemerkt: Man bekommt feine Antennen. Ich habe ein paar Freundinnen, bei denen weiß ich: Die urteilen nicht. Die sind an unserer Seite. Die stellen meine Tochter nicht in eine komische Ecke.

Und es gibt Menschen, von denen man dachte, sie seien Freunde – die distanzieren sich. Denken: Was ist denn da los in der Familie? Und ich merke: Es ist ein Selbstschutz. Man lernt, das Umfeld neu kennen. Und man merkt auch: Es ist ein Risiko, sich zu öffnen. Aber dann öffnen sich Türen. Ich habe Familien kennengelernt, bei denen ich nie gedacht hätte, dass sie selbst so ein Thema haben. Die sagen: »Ich weiß genau, was du meinst.«

Für mich war das ein großer Gewinn. Ich bin heute viel klarer darin: Wer ist wirklich wichtig? Wer ist an unserer Seite? Und wen kann ich einfach mal ignorieren? Früher hatte ich immer das Gefühl, ich muss mich kümmern, antworten – aber jetzt sage ich: Nein, wenn ihr da nicht mitgeht, dann ist das eben so. Tut mir leid.

Petra Müller: Da habe ich persönlich auch eine starke Entwicklung gemacht. Ich bin heute viel ruhiger. Früher habe ich mich geärgert über Nachfragen – jetzt sage ich: Das ist meine Privatsache. Hätte nie gedacht, dass ich das kann. Und ich denke, für meinen Sohn ist es wichtig, dass er auf der Krisenstation Menschen trifft, die ihn verstehen. Die ähnlich fühlen. Dort fühlt er sich verstanden – nicht wie in dieser Welt, wo alle immer ganz viel leisten, alles toll und glänzend in den sozialen Medien. Sondern einfach: Menschen, die das kennen.

Michael Martinz: Ich würde jetzt gern noch mal an Herrn Becker übergeben.

Heidi Graf: Wir haben jetzt viel darüber gesprochen, was hilft. Was würden Sie sagen?

Moritz Becker: Mir kam beim Zuhören der Gedanke, dass Suizidalität oft als Höhepunkt einer Krise gesehen wird. Dann kommt man auf eine geschützte Station. Aber was ist, wenn die Gedanken zurückkommen? Wie geht man dann damit um?

Das war der Punkt, an dem ich mich intensiver mit dem Thema beschäftigt habe, weil ich mich am Anfang nicht verstanden fühlte. Ja, es hängt mit Depression zusammen, aber nicht nur. Ich kann nicht sagen, ich bin depressiv, deshalb bin ich suizidal. Das ist noch mehr und deshalb reicht es auch nicht, nur die Depression zu behandeln. Ich habe mir viele persönliche Fragen gestellt: Wie gestalte ich meinen Alltag? Was mache ich mit dem Job? Mit Beziehungen? Die Frage nach der Beziehungsfähigkeit war groß. Die Suizidalität ist ein Teil von meinem Leben und natürlich frage ich mich, wie ich damit umgehen kann, ob und wie ich das auch zum Beispiel in den Beruf oder in eine Beziehung bringen kann. Dazu habe ich viel gelesen und da geht es natürlich vor allem auch um Stigma.

Und mir ist auch noch wichtig zu ergänzen, die suizidale Krise kam bei mir nicht aus einem Affekt. Es war eine Leere, die in der Depression entstanden war, ich war nicht akut schlecht drauf, sondern ich habe mich mit dem Gedanken auseinandergesetzt. Ich habe gemerkt, ich bin unzufrieden mit meinem Beruf, meinem Studium. Und dann wurde mir aber auch klar, ich will eigentlich gar nicht leben. Ich habe mich damit intensiv auseinandergesetzt in dieser bestimmten Denkweise, die man dann hat und in dieser Leere. Es hat mich einfach nichts mehr am Leben gehalten, das war fast eine gelassene Entscheidung. Das finde ich interessant – dass diese Krisen so unterschiedlich entstehen.

Hanna Schuster: Das sehe ich auch. Wenn ich mit jemandem in der Krise spreche – man muss versuchen, auf diese Metaebene zu kommen. Erst mal aushalten. Dann schauen: Was ist bei dieser Person los? Jeder Mensch ist anders. Die Hintergründe sind so vielfältig. Man braucht Zeit, um den Menschen erst mal ankommen zu lassen. Man darf nicht gleich alles kontrollieren wollen. Da steht dann so etwas Großes im Raum. Dieser Ausdruck »Da zu sein« ist da sehr hilfreich. Zu versuchen, in den Kontakt zu kommen. Wenn man in Kontakt kommt.

Nur wenn man nach einem Beratungstermin nichts mehr hört – das ist das Schlimmste. Das Gefühl der Hilflosigkeit bleibt. Ich suche dann kollegiale Hilfe – natürlich anonym. Aber auch das hilft gegen das Stigma, weil sichtbar wird, dass Suizidalität jeden betreffen kann und dass es plötzlich kommt. Und über das Reden kommt man auch selbst weiter. Nicht wegschieben –, sondern einen Umgang finden. Man kann nur da sein. Den Rest hat man nicht in der Hand.

Moritz Becker: Mir kam da noch ein Gedanke. Ein Thema, das mich in der Suizidalität begleitet, ist Ambivalenz. Es ist ja ein Hin- und Hergerissensein. Es gibt dann doch einen Teil in mir, der doch noch leben will. Der überwiegt gerade wahrscheinlich nicht mehr. Aber ich glaube, dass das helfen kann, im Gespräch. Vielleicht kann man sich das anschauen: Was würde ich doch noch machen, wenn ich jetzt noch weiterlebe? Daraus kann man auch als Angehöriger Hoffnung schöpfen, auch wenn ich dennoch keine Sicherheit oder Kontrolle über die Situation haben kann.

Petra Müller: Ich frage mich das auch manchmal bei meinem Sohn, ob es vor allem der Gedanke ist, das Leben auf diese Art gerade nicht zu wollen oder ertragen zu können. Das hilft mir manchmal, mir das so zu erklären, dass es der Moment ist, den man nicht will, und nicht unbedingt das ganze Leben.

Lisa Schmidt: Und trotzdem ist es so schwer ... nach einem Suizidversuch meiner Tochter, hat mich eine Freundin gefragt: »Wollte sie denn wirklich ihr Leben beenden?« Im ersten Moment fand ich das dreist. Aber es ist wahrscheinlich eine spannende Frage.

Und ich denke auch, mit anderen zu reden, bringt ganz viel. Und ich hatte auch ein großes Bedürfnis, Wissen zu sammeln. Ich dachte, Suizidalität ist einfach das Ende einer schlechten Phase. Aber es ist so viel komplexer. Ich habe gelesen, Podcasts gehört, Videos geschaut – und ich dachte: Warum wissen das nicht mehr Leute? Wenn wir mehr wüssten, hätten wir weniger Angst. Das würde viel helfen – auch Jugendlichen. Gerade in der Pubertät. Ich hätte nie gedacht, dass es meiner Tochter so schlecht geht. Das habe ich einfach nicht erkannt. Und es nur als »pubertär« abzutun – das ist nicht fair. Da hilft nur Aufklärung.

Hanna Schuster: Ja, es betrifft so viele Menschen, in unterschiedlichen Lebensphasen ... darüber zu reden zeigt, dass Suizidalität auch normal ist. Gut, dass es nicht in jedem Leben alltäglich ist. Aber darüber zu sprechen und zu sehen, dass auch andere betroffen sind, das nimmt ein wenig die Intensität. Dadurch wird es auch einfacher nachzufragen, wie es Betroffenen oder Angehörigen geht.

Heidi Graf: Ich habe heute eine ganz wunderbare Frage gelernt, die man sich selbst stellen kann – oder auch anderen: »Wie schaust du gerade aufs Leben?«

Warnsignale erkennen: Wie ernst muss ich das nehmen?

Was tun, wenn das eigene Kind nicht mehr leben will? Eine Mutter kommt mit ihrer Tochter in die Beratung

Eine Mutter meldet sich sehr besorgt in der Beratungsstelle. Ihre Tochter Marie, 15 Jahre alt, sei schon immer ein schüchternes, sensibles Mädchen gewesen. Jetzt, durch die andauernde Coronapandemie und das Homeschooling, sei sie zunehmend vereinsamt, sie habe sich nicht mal mehr mit ihrer besten Freundin getroffen. Wegen der Pandemie könne sie auch ihrem Hobby, dem Tanzen, nicht mehr nachgehen. Sie sei eigentlich nur noch zu Hause, ziehe sich viel in ihr Zimmer zurück und wolle gar nicht mehr rausgehen. Sie sei auf verschiedenen Social-Media-Plattformen unterwegs, schaue stundenlang in ihr Handy. Für die Mutter wirke Marie seit Längerem zunehmend depressiv. Wenn sie sie darauf angesprochen habe, habe diese aber nur geantwortet, es sei alles in Ordnung. Die Mutter habe aber schon öfter gehört, dass Marie nachts in ihrem Zimmer weine, und ist sich sicher, dass eben nicht alles in Ordnung ist.

Vor zwei Tagen habe Marie der Mutter gegenüber plötzlich geäußert, dass sie Suizidgedanken habe. Sie stelle sich vor, zum Beispiel aus dem Fenster zu springen oder sich mit dem Messer zu erstechen. Marie erzählt auch, sich im Internet mit einer »Freundin« darüber ausgetauscht zu haben. Was genau sie da besprochen und welche Inhalte sie im Internet aufgerufen habe, dazu will Marie nichts sagen. Die Mutter wisse nun nicht, was sie machen solle. Im Telefonat wird besprochen, ob sie sich vorstellen könnte, mit Marie gemeinsam zur

Beratungsstelle zu kommen. Die Mutter hält das für möglich. So wird ein Beratungstermin noch am gleichen Tag vereinbart, den entweder die Mutter, besser aber die Tochter selbst wahrnehmen könnte.

Tatsächlich kommt Marie mit ihrer Mutter zum Termin, sodass gemeinsam entschieden wird, dass erst mal Marie allein in die Beratung geht. Sie ist sehr verschlossen, sagt zunächst nur, es gehe ihr gut. Nach einem längeren Gespräch stellt sich heraus, dass Marie große Vorbehalte gegenüber Psychotherapie und Beratung hat. Vor einigen Jahren habe sie so was schon mal wegen ihrer Prüfungsangst versucht und das sei ganz schrecklich gewesen. Die Therapeutin habe seltsame Übungen mit ihr machen wollen, das habe sich für Marie komisch angefühlt und ihr gar nicht geholfen. Sie habe Angst, dass jetzt in der Beratung wieder solche Übungen von ihr verlangt würden.

Nachdem Marie umfassend aufgeklärt wurde, dass in der Beratung sicher nichts gegen ihren Willen passieren würde und sie nichts machen müsse, was ihr unangenehm ist, gelingt es ihr, sich ein bisschen zu öffnen. Sie berichtet, dass »alles momentan ein bisschen viel« für sie sei. Auf Rückfrage, was das genau heiße, fängt sie plötzlich an zu weinen. Es dauert eine Weile, bis sie sich beruhigt hat. Auf Nachfrage, warum sie weine, meint sie, sie wisse es nicht. Ob ihr das zu Hause auch passiere: Ja, vor allem abends, wenn sie allein in ihrem Zimmer sei und nachdenke. Worüber sie denn nachdenke? Sie fühle sich einsam, traue sich aber nach so langer Zeit jetzt auch nicht mehr, sich bei ihrer Freundin zu melden. Sie schäme sich, so lange nichts von sich hören lassen zu haben und ihr auf ihre Nachrichten nicht geantwortet zu haben. Sie könne schlecht schlafen momentan, weil sie so viel nachdenken müsse, und sie könne sich nicht mehr richtig auf die Schule konzentrieren. Sie habe Angst, gar nichts mehr zu schaffen. Sie fühle sich wie eine totale Versagerin und sehr unter Druck.

Auf Nachfrage bestätigt sie, dass sie in solchen Situationen auch Suizidgedanken habe. Sie habe einige Zeit mal darüber nachgedacht, dass sie »eine Last« sei. Dann habe sie sich im Internet mit einer Bekannten ausgetauscht, der gehe es auch schlecht. Ob sie sich auch zu Suizidmethoden ausgetauscht hätten, will die Beraterin wissen. Marie verneint, über Suizidmethoden recherchiert zu haben. Die Beraterin fragt, ob es einen Suizid im Umfeld gegeben habe. Nein, und mit der Bekannten »schreibe« sie auch gerade nicht mehr. Als Nächstes will die Beraterin von Marie wissen, wie die Suizidgedanken aussehen. Die kämen inzwischen wie einschießend, plötzlich sei da einfach der Gedanke, sich ein Messer zu nehmen und in den Bauch zu stechen. Sie wolle sich eigentlich nicht umbringen, die Gedanken würden ihr große Angst machen. Irgendwie hätte sie Angst, dass sie es irgendwann einfach machen würde, obwohl sie das nicht wolle. Die Beraterin schlägt vor, dass eine Klinik vielleicht helfen könnte. Der Vorschlag macht Marie allerdings ebenfalls große Angst und sie will einen Klinikaufenthalt auf jeden Fall vermeiden. Die Beraterin kann diese Ängste nachvollziehen. Sie erlebt Marie als sensibles, schüchternes und sozial ängstliches Mädchen, das sich alles sehr zu Herzen nimmt und vermutlich von der Atmosphäre einer Klinik überfordert würde.

Was ihr dann helfen könnte, damit sie »vor sich selbst in Sicherheit« sei, und sich nicht in einem schwierigen Moment unbeabsichtigt umbringe? Marie kann sich momentan nicht vorstellen, zu ihrer Mutter zu gehen und ihr davon zu berichten, wenn die Suizidgedanken auftreten. Sie wolle sie nicht noch mehr belasten, sie mache sich ihretwegen doch ohnehin schon so große Sorgen. Die Beraterin versucht mit Marie zu besprechen, dass ihre Mutter wahrscheinlich entlastet wäre, wenn sie Marie helfen kann. Beide besprechen, dass sie die Mutter zum Gespräch dazuholen.

Gemeinsam mit der Mutter wird die aktuelle Situation besprochen. Diese ist sehr besorgt, versteht aber auch Maries Wunsch, nicht in die Klinik zu wollen. Sie verbalisiert klar, dass Marie sie niemals belastet, sondern immer mit allem zu ihr kommen kann. Sie formuliert auch, dass es sie mehr belaste, sich hilflos zu fühlen und nicht zu wissen, was in Marie vorgeht. Marie versteht dadurch, wie wichtig es für ihre Mutter ist, dass sie mit ihr spricht und dass das für beide Sicherheit schafft. Sie versteht, dass sie ihrer Mutter helfen kann. Dennoch hat sie das Gefühl, dass ihr in der Situation die Worte fehlen. Sie wisse nicht, wie sie ihrer Mutter ihren Zustand beschreiben könne. Gemeinsam wird eine Lösung erarbeitet. Marie kann sich vorstellen, immer wenn abends das Grübeln viel wird und sie nicht schlafen kann, zu ihrer Mutter zu gehen und sich einfach bei ihr anzukuscheln. Die Mutter wird dann, so wird es in der Beratung vorbesprochen, auch ohne Worte verstehen, wie die Situation ist und Marie kuscheln, trösten, ihr sagen, wie lieb sie sie hat und ihr Beistand leisten. So ist Marie sich sicher, dass sie gut auf sich aufpassen und zum Folgetermin in der nächsten Woche erscheinen kann.

In den folgenden Sitzungen werden gemeinsam verschiedenste Strategien erarbeitet, um Marie zu helfen und zu entlasten. Es wird über die Schulpsychologin eine temporäre Notenbefreiung erwirkt, um Maries Leistungsdruck zu senken. Gemeinsam wird ein Brief für ihre beste Freundin geschrieben, in dem sie erklärt, warum sie sich so lange nicht gemeldet hat und um Kontakt bittet. Die Mutter begleitet sie zu allen Beratungsstunden und hilft Marie, die sich momentan allein kaum etwas zutraut und auch nichts entscheiden kann, die in der Beratung besprochenen Ideen zu Hause in die Praxis umzusetzen. Nach einigen Stunden wird klar, dass sich Marie in einer schweren depressiven Phase befindet.

Die Unterstützung durch die Mutter und der enge Familienzusammenhalt tun Marie gut. Auch der Vater wird im Verlauf mehr in die Unterstützung von Marie einbezogen. Die Familie unternimmt gemeinsam schöne Aktivitäten, was Marie stärkt. Der Kontakt zur besten Freundin wird wieder aufgenommen, sie verbringen Zeit miteinander. Die Mutter hilft Marie auch bei der Suche nach einem Therapeuten. Bis ein passender Therapeut gefunden ist, nimmt Marie regelmäßig Gespräche bei der ARCHE wahr. Es geht viel um ihr Selbstwertgefühl, ihre Ängste, ihren inneren Druck und Strategien, wie sie diesen regulieren kann.

Trotz der vielen Dinge, die Marie stützen und ihr auch guttun, bleibt die Depression hartnäckig und will Marie nicht loslassen. Die Suizidgedanken nehmen sogar zu, sodass Marie sich an einem Tag an ihrer Mutter festklammern muss, um nicht vor die einfahrende S-Bahn zu springen. Obwohl sie sich nicht umbringen will, hat sie ein drängendes Bedürfnis nach Ruhe. In der Beratung wird deshalb die Möglichkeit eines Antidepressivums besprochen, um sie bei der Bewältigung der Depression zu unterstützen. In der Beratung äußert Marie, dass sie große Angst vor dem Medikament habe und auch die Mutter ist sehr zögerlich. Die Sorgen vor möglichen Nebenwirkungen werden mit beiden besprochen und abgewogen. Auch die Möglichkeit einer stationären Aufnahme wird noch mal thematisiert. Mutter und Tochter kommen schließlich zu dem Schluss, dass ein Medikament hilfreich sein könnte, und bekommen über eine psychiatrische Ambulanz einen zeitnahen Termin. Dort können Marie und ihre Mutter auch ihre Bedenken bezüglich der Medikamenteneinnahme noch mal äußern und erhalten eine umfassende Aufklärung und Beratung.

Infolge einer fachärztlichen Diagnostik in der psychiatrischen Ambulanz werden Marie Antidepressiva verschrieben. Nach einigen

Wochen scheinen diese tatsächlich zu helfen. Nach drei Wochen sagt Marie sogar, sie verstünde gar nicht mehr, wie sie damals so schlecht über sich habe denken können. Auch andere Symptome der Depression – die Ängste, Konzentrations- und Antriebsstörungen, die Schlafprobleme – bessern sich etwas. Marie sagt, ihre Suizidgedanken seien fast weg. Manchmal tauche der Gedanke noch auf, sie verspüre aber keinen Handlungsdruck mehr. Sie wolle leben. Marie kann aber auch zum Ausdruck bringen, dass ihr Zustand sehr kritisch gewesen sei.

Marie findet zwar nicht auf Anhieb den passenden Therapeuten, nach vier verschiedenen Vorgesprächen jedoch ist ein Psychotherapeut gefunden, mit dem sie sich wohlfühlt. Marie kann sich gut vorstellen, mit ihm weiter an ihrer Selbstunsicherheit und ihren sozialen Ängsten zu arbeiten und kann wieder positiv in die Zukunft blicken. Durch die Aufmerksamkeit der Mutter, ihre Hilfesuche und die tatkräftige Unterstützung beider Eltern konnte für Marie aus der depressiven Phase auch eine Bewältigungserfahrung werden, in der sie lernen konnte, wie wichtig sie ihren Eltern ist und dass man mit der passenden Hilfe auch aus aussichtslosen Situationen einen Ausweg finden kann.

Schlecht drauf oder suizidal? Chef und Mitarbeitende fragen sich, wie ernst es ein Kollege meint

Herr Meier, ein Mann mit kräftiger, tiefer Stimme und bayerischem Akzent, meldet sich in der Beratungsstelle. Er steht hörbar unter Anspannung. Ein Mitarbeiter, Herr Dogan, hat von dem Kollegen Herrn Huber gehört, dass dieser sich etwas antun wolle. Sein Leben mache keinen Sinn mehr. In seiner Not habe sich Herr Dogan an ihn, den Chef eines kleinen technischen Betriebs mit zwanzig Angestellten, gewandt. Herr Meier habe daraufhin herumtelefoniert, um Rat zu bekommen und sei so auf die Beratungsstelle gestoßen.

Die Beraterin erfährt, dass Herr Huber schon länger »schlecht drauf« sei, »private Probleme« habe und momentan noch auf Montage im Außendienst unterwegs sei. In etwa zwei Stunden komme er zurück in die Firma. Der Kollege Dogan, dem die suizidalen Äußerungen heute Morgen aufgefallen seien, sitze jetzt gerade neben Herrn Meier. Die Beraterin bittet Herrn Dogan, zu schildern, was sein Kollege Huber genau geäußert habe. Herr Huber habe so etwas gesagt wie: »Er könne nicht mehr, ihm sei alles zu viel. Seine Frau habe sich von ihm getrennt, die Arbeit mache ihm keine Freude mehr. Er wolle heute noch seine Arbeit erledigen und dann läge ein Strick in der Garage bereit. Er wolle endlich Ruhe haben und Schluss machen.« Dabei habe er seltsam gelacht.

Herr Dogan ist sich nicht sicher, ob Herr Huber das alles ernst meint. Dieser habe schon öfter Andeutungen gemacht, ihm sei alles zu viel. In letzter Zeit habe das zugenommen. Herr Dogan berichtet weiter, dass er den Kollegen Huber oft sehr gereizt und sarkastisch erlebt habe. Er wirke »nur negativ« und Herr Dogan vermutet, dass Herr Huber nach Feierabend viel Alkohol trinke. Der Chef ergänzt, Herr Huber habe zuletzt viele Fehlzeiten gehabt, seine Arbeitsleistungen hätten sich verschlechtert und er mache viele Fehler. Oft wirke er abwesend. Einige Kunden hätten sich beschwert, er sei gereizt, schroff und unfreundlich gewesen. So kenne er seinen Mitarbeiter Huber eigentlich nicht.

Die Beraterin möchte wissen, was genau die Anliegen und Fragen der beiden Anrufer für dieses erste Gespräch sind. Herr Meier sagt: »Ich möchte wissen, ob Herr Huber das wirklich ernst meint oder ob er nur Aufmerksamkeit will. Außerdem möchte ich wissen, wie ich mich als Vorgesetzter verhalten sollte. Was kann ich konkret tun?«

Genau das will auch Herr Dogan wissen, und er will seinen Kollegen auf keinen Fall »verpfeifen«. »Ich habe jetzt auch Sorge, dass er wütend auf mich wird, wenn er hört, dass ich zum Chef gegangen bin.« Beide schildern, dass sie diese Ankündigung verunsichert habe, sie fühlten sich hilflos und hätten Angst. Sie wollen nichts »übersehen«. Gleichzeitig deuten sie auch Verärgerung darüber an, von Herrn Huber in so eine Situation gebracht worden zu sein. Obwohl die beiden Anrufer sich primär klare Verhaltensanweisungen wünschen, fühlen sie sich nach eigener Aussage zusehends erleichtert, über diese Aufregungen, den Stress und die Gefühle sprechen zu können.

Die Beraterin versucht nun, mit den beiden die akute Suizidgefahr besser einzuschätzen. Dafür möchte sie wissen, was genau Herr Huber bezüglich seines Plans gesagt hat: Hat er den Strick schon »getestet« und angebracht? Hat er einen Zeitpunkt für den Suizid festgelegt? Hat er einen Abschiedsbrief geschrieben? Gibt es Angehörige? Gibt es Kontaktdaten zur Ehefrau? Gab es in der Vergangenheit schon Krisen am Arbeitsplatz oder sind Suizidversuche bei Herrn Huber bekannt? Sind psychische Erkrankungen bekannt? Wird er als impulsiv erlebt? Wie wird sein Alkoholkonsum eingeschätzt? Gibt es weitere Belastungsfaktoren am Arbeitsplatz? Steht eine Kündigung oder Ähnliches im Raum? Der Kollege Dogan und der Chef, Herr Meier, können zu diesen Fragen wenig sagen. Nein, einen Kontakt zur Ehefrau hätten sie nicht. Herr Meier betont, dass eine Kündigung nicht im Raum stehe. Der Firma gehe es gut, es gäbe viel Arbeit.

Die Beraterin gibt dem Chef und dem Mitarbeiter kurz einige Hintergrundinformationen zum Thema Suizidalität. Sie könne ihnen nicht sagen, wie ernst die Äußerungen von Herrn Huber zu nehmen seien, aber sie sollten davon ausgehen, dass sie Ausdruck einer tiefen Not sind und die Hintergründe verstanden werden müssten, um Lösungsstrategien zu entwickeln. Letzteres sei in der Regel Aufgabe von professionellen Helfenden. An Herrn Dogan gewandt gibt die Beraterin zu bedenken, dass Geheimnisse in diesem Fall lebensgefährlich sein könnten und es deshalb gut sei, dass er Hilfe hinzugezogen habe. Auch verfliege bei Menschen in suizidalen Krisen häufig die anfängliche Wut auf jemanden, der Hilfe geholt hat. »Letztlich sind die meisten Menschen in solch einer Situation dankbar, Hilfe zu bekommen, um aus einer unerträglichen Situation einen Ausweg zu finden.«

Die Beraterin lenkt nun die Aufmerksamkeit auf die Frage, was der Chef, Herr Meier, tun kann, wenn der Mitarbeiter Huber in etwa zwei Stunden vom Außendienst in die Firma zurückkommt. Sie rät, eine ruhige Gesprächssituation in einem Büro oder einem anderen Raum herzustellen und Herrn Huber wertschätzend, freundlich und offen auf seine suizidalen Äußerungen direkt anzusprechen, um Klarheit über die Absichten und das Ausmaß der Suizidalität zu erhalten. Gemeinsam erarbeiten sie mögliche Formulierungen: »Ich mache mir Sorgen um Sie. Ich beobachte und nehme seit einiger Zeit wahr, dass Sie belastet wirken.« Auch die Wahrnehmung des Kollegen Dogan solle einfließen: »Sie haben heute Morgen geäußert, Schluss machen zu wollen, und ein Strick liege schon bereit. Wie haben Sie das gemeint? Haben Sie Gedanken, sich das Leben zu nehmen?« Es sei dann wichtig zu erfahren, wie Herr Huber seine Situation wahrnimmt und vor allem zuzuhören sowie interessiert nachzufragen: Hat er tatsächlich Suizidgedanken? Wie drängend sind diese? Wie stark ist er entschlossen, diese umzusetzen? Hat er Pläne oder Vorbereitungen für die nächsten 24 bis 48 Stunden getroffen? Welche Mittel und Methoden hat er zur Verfügung?

Sollte Herr Huber glaubhaft versichern, dass er nicht vorhabe, sich das Leben zu nehmen, aktuell keine Suizidabsichten zu haben, könnten weitere kleine Schritte für die nächsten Tage mit ihm besprochen werden. Dazu sollte unbedingt gehören, dass er bei einem Facharzt oder seinem Hausarzt an diesem oder am nächsten Tag vorstellig wird. Dann könnte der Chef mit Herrn Huber besprechen, welche Freunde oder Familienmitglieder er heute noch anrufen könne. Die Beraterin gibt dabei zu bedenken, dass die Ehefrau als Kontaktperson wahrscheinlich nicht geeignet sei, da sie eher ein Auslöser für die Krise zu sein scheint. Auch nach professioneller Hilfe solle man fragen, z. B. nach dem Hausarzt oder einer Psychotherapeutin.

Zuletzt schlägt die Beraterin Herrn Meier vor, einen Folgetermin mit Herrn Huber zu vereinbaren, bis zu dem dieser seinen Hausarzt, einen Facharzt oder eine Krisenberatungsstelle kontaktiert haben soll. Außerdem wird besprochen, welche Entlastungsmaßnahmen vonseiten der Firma hilfreich wären, um den Mitarbeiter zu unterstützen. Das könne eine Aufgabenreduktion oder eine befristete Arbeitszeitverkürzung sein. Eine erste Formulierungshilfe wird auch hier gemeinsam erarbeitet: »Ich und die Firma möchten Sie unterstützen, so gut wir können. Mir wäre wichtig, dass wir gemeinsam überlegen, ob und welche professionelle Hilfe Sie brauchen, um diese Krise zu bewältigen. Sie sind uns ein wichtiger Mitarbeiter. Wir treffen uns wieder am … Bis dahin überlegen Sie und ich, wie wir hier an Ihrem Arbeitsplatz etwas für Sie tun können.«

Die Beraterin macht einige Vorschläge für Hilfsangebote, die Herr Huber selbst als auch der Chef und die Firma in Anspruch nehmen können. Sie einigen sich darauf, den Krisendienst der Psychiatrie sowie Folgetermine in der Krisenberatungsstelle in Anspruch zu nehmen. Aufgrund der Größe des Unternehmens steht keine betriebliche Sozialarbeit zur Verfügung. Der Chef will sich deshalb in den nächsten Tagen bei der zuständigen Industrie- und Handelskammer informieren, ob es externe Angebote betrieblicher Sozialarbeit für kleine Firmen gibt. Die Beraterin plant somit konkrete Schritte mit Herrn Meier und Herrn Dogan. Dabei werden auch die persönlichen und betrieblichen Grenzen besprochen. Bis wohin kann Herr Meier als Chef unterstützen, und was kann er nicht tun? Die Beraterin merkt auch an, dass es an Herrn Huber liege, ob er die angebotene Hilfe und Unterstützung annehme oder nicht.

Drei Tage später vereinbart Herr Meier einen weiteren telefonischen Beratungstermin. Das erste Beratungsgespräch sei hilfreich gewesen. Er berichtet, dass es gelungen sei, mit Herrn Huber ein gutes Gespräch zu führen. Dieser sei zwar zunächst über Herrn Dogan etwas verärgert gewesen, sei dann aber auch über die angebotene Unterstützung des Chefs sichtlich erleichtert gewesen. Herr Huber habe die Situation zunächst bagatellisiert: Es sei alles nicht ernst gemeint gewesen mit dem Strick. Dann habe er aber eingeräumt, daran gedacht zu haben, »lieber nicht mehr da zu sein«. Er habe keinen Strick vorbereitet oder besessen. Er konnte glaubhaft versichern, dass er am Leben bleiben wolle und bereit sei, Hilfe anzunehmen. Er habe noch aus der Firma seinen älteren Bruder angerufen, der sich mit ihm gleich nach Arbeitsende treffen wollte und bei dem er auch einige Tage bleiben könne. Herr Huber habe sogar noch in seinem Büro telefonisch einen Termin bei seinem Hausarzt vereinbart, der ihm angeboten habe, ihn erst einmal für zwei Tage krankzuschreiben. Jetzt sei er aber wieder den ersten Tag am Arbeitsplatz zurück. Seiner Wahrnehmung nach tue Herr Huber so, als sei nichts gewesen, und gebe sich betont heiter. Das wirke gespielt und bemüht, seine Belastung sei deutlich spürbar.

Nun stehe morgen der vereinbarte Folgetermin mit Herrn Huber an. Herr Meier sei sich jetzt unsicher. Wie solle er reagieren, wenn

Herr Huber »alles herunterspielt«? Solle er ihm glauben? Es stehe ihm nicht zu, sich in sein Privatleben einzumischen oder ihn »auszufragen«. Gemeinsam mit der Beraterin wird das Folgegespräch vorbereitet. Die Beraterin gibt zu bedenken, dass Herr Huber vielleicht auch beschämt sein könnte. Suizidalität und psychische Erkrankungen seien stigmatisiert und oft sehr schambesetzt. Zu leiden und ihren Schmerz zu zeigen, werde vor allem von vielen Männern als Schwäche empfunden. Herr Meier kann das nachvollziehen. Obwohl er und Herr Dogan versucht hätten, Diskretion zu wahren, habe es doch Gerüchte in der Firma gegeben, dass mit Herrn Huber etwas »nicht stimme«. Gemeinsam überlegen Chef und Beraterin, was er tun könne, um sich schützend hinter seinen Mitarbeiter Huber zu stellen und eine entsprechende Haltung gegenüber der Belegschaft einzunehmen.

Die Beraterin ermutigt Herrn Meier, noch einmal konkret nachzufragen, wie es dem Mitarbeiter gehe, was sich verändert habe und ob er noch Suizidgedanken habe. Erst dann könne er über die vereinbarten Schritte, die Bedürfnisse des Mitarbeiters und das weitere Vorgehen am Arbeitsplatz sprechen. Es wird auch noch mal besprochen, dass es in der Verantwortung des Mitarbeiters liegt, sich um seine Gesundheit und sein Wohlbefinden zu kümmern. Die Fürsorgepflicht des Arbeitgebers hat Grenzen. Herr Meier könne Hilfsangebote machen, die in seiner Rolle möglich seien, aber der Mitarbeiter müsse diese selbst wahrnehmen. Dies hilft Herrn Meier, in der Vorbereitung auf das Gespräch mit Herrn Huber zu einer klaren Haltung zu kommen.

Am Folgetag ruft Herr Meier gegen Ende des Mitarbeitergesprächs gemeinsam mit Herrn Huber in der Krisenberatungsstelle an. Herr Huber kann so einen zeitnahen Termin bei einer Kollegin der Beraterin vereinbaren und damit neben dem Hausarzt eine weitere professionelle Hilfe annehmen. In einem zwanzig Minuten dauernden

Abschlusstelefonat mit der Beraterin zwei Wochen später berichtet der Chef, dass es ein schwieriges Gespräch gewesen sei. Herr Huber habe weiter bagatellisiert und außer einer Krankschreibung »nichts getan«. Er habe gesagt, dass es ihm besser gehe, was der Chef ihm jedoch nicht so recht glaube. Sein Versprechen, sich nichts anzutun, sei für ihn dennoch glaubhaft gewesen. Sie seien übereingekommen, dass Herr Huber weniger Arbeitsaufträge erhalte, aber weiter zur Arbeit komme, da ihm das gerade sehr helfe, sich abzulenken. Der Chef habe noch einmal betont, dass er an Herrn Huber festhalten wolle, ihn schätze und hoffe, dass es ihm bald wieder besser gehe. Herr Meier nimmt an, dass die Krise von Herrn Huber wohl noch einige Zeit andauern wird. Die Beraterin stimmt ihm zu und betont, dass durch das aktive Handeln von Herrn Meier wie auch von Herrn Dogan eventuell Schlimmeres verhindert wurde und Herr Huber schnell passende professionelle Hilfe erhalten habe.

Erfahrungen aus der Beratung

Angehörige wie Maries Mutter sind zunächst geschockt, wenn sie von Suizidgedanken erfahren. Das ist eine normale Reaktion. Um die Hilflosigkeit zu reduzieren und die individuelle Situation besser zu verstehen, brauchen Angehörige Informationen. Wissen über Suizidalität vermittelt zu bekommen oder sich anzueignen, kann Orientierung geben und den Umgang erleichtern. Zu diesem Wissen gehört, wie ein Mensch in eine suizidale Krise gerät, welche Warnzeichen es gibt und welche Faktoren das Risiko für Suizidalität erhöhen. So können Angehörige Gefährdungssituationen sicherer erkennen und beurteilen.

Das Erkennen von Suizidalität ist der erste bedeutsame Schritt und hier spielen die Angehörigen eine wichtige Rolle. Wie in der dargestellten Beratung von Marie und ihrer Mutter sind es oft Menschen aus dem näheren Umfeld, z. B. aus der Familie, denen sich Betroffene anvertrauen oder die eine Veränderung im Erleben und Verhalten bemerken. Nicht nur bei Jugendlichen wie Marie, sondern auch bei Erwachsenen wie Herrn Huber können Suizidgedanken als »Schrei nach Hilfe« (engl. »Cry for Help« nach Farberow & Sheidmann 1961, zitiert in Gerngroß 2020) oder auch »Schrei nach Veränderung« (engl. »Cry for Change«, Rotthaus 2017) verstanden werden. Dieser Schrei nach Hilfe und Veränderung will und muss gehört werden.

Was sind Suizidgedanken?

Suizidgedanken sind ein häufiges Phänomen. Teismann und Kollegen (2021) fassen verschiedene Studienergebnisse zusammen: Laut der Weltgesundheitsorganisation geben jährlich weltweit 160 Millionen Menschen an, Suizidgedanken gehabt zu haben. Jugendliche berichten viel häufiger davon. Unter den 15- bis 16-Jährigen sind es sogar ca. 30 %, die angeben, mindestens einmal in ihrem bisherigen Leben Suizidgedanken gehabt zu haben (Kokkevi u. a. 2012, zitiert nach Teismann ebd.). Suizidfantasien bei Jugendlichen sind häufig; sie können der Kompensation von unangenehmen Gefühlen dienen (Rotthaus 2020), sie müssen noch keine akute Suizidgefahr im engeren Sinne darstellen.

Nicht jeder Suizidgedanke muss eine lebensbedrohliche Gefahr darstellen. Suizidgedanken werden zunächst als »kognitiv-affektive Zustände« definiert (ebd.). Sie können mit Suizidhandlungen (z. B. Suizidversuch) einhergehen, müssen aber nicht. Häufig werden sogenannte passive Suizidgedanken (z. B. »Ich wäre lieber tot!«) von aktiven Suizidgedanken (z. B. »Ich werde mir das Leben nehmen!«) unterschieden. Letztere sind meistens sehr viel konkreter ausgestaltet und können einen sich zunehmend aufdrängenden, aktiven Charakter haben. Die Übergänge sind jedoch fließend.

Maries Mutter nimmt den Rückzug, die depressive Stimmung und das nächtliche Weinen ihrer Tochter wahr. Der Chef von Herrn Huber bemerkt dessen Leistungsabfall am Arbeitsplatz, der Kollege beobachtet den vermehrten Alkoholkonsum und die besorgniserregenden Äußerungen von Herrn Huber. Alle nehmen die Warnzeichen ernst. Warnzeichen für eine suizidale Krise können laut (Gerngroß 2020) sein:

- sozialer Rückzug;
- auffällige Selbstvernachlässigung, (gesteigerter) Alkoholkonsum, mangelnde Körperhygiene etc.);
- länger anhaltende Schlafstörungen;
- motorische und innere Unruhe;
- depressive, niedergedrückte Stimmung, Sinnlosigkeitserleben, Freud- und Interessenlosigkeit, Hoffnungslosigkeit, Ohnmachtsgefühle, Resignation;
- unerklärliche Leistungseinbrüche;
- Abschiedsbriefe oder -nachrichten, Äußerungen auf sozialen Medien, Verschenken von wichtigen Gegenständen (Regeln der letzten Angelegenheiten);
- bei Kindern und Jugendlichen Zeichnungen, die auf Tod und Sterben hindeuten;
- weglaufen (bei Jugendlichen);
- unerklärliche somatische Beschwerden (Bauchweh bei Kindern und Jugendlichen);
- Nahrungsverweigerung bzw. -reduktion (Trinken verweigern), Absetzen wichtiger Medikamente;

- ausgeprägte Ängste;
- ausgeprägte Schuldgefühle (auch bei realer Schuld, z. B. Straftaten);
- Risikoverhalten, auffallende Häufung von »Unfällen« (mit Verletzungsfolgen);
- überraschend-unerklärliche Stimmungsaufhellung nach langer Phase schwerer Krise (bei gleichzeitig nicht benennbaren bzw. fehlenden Zukunftsideen);
- sich aufdrängende Suizidgedanken;
- direkte suizidale Äußerungen wie z. B. »Dann bring ich mich um!«;
- indirekte suizidale Äußerungen, wie z. B. »Ich kann nicht mehr!«, »Ich mag nicht mehr!«;
- konkrete Suizidpläne und Recherchen im Internet (Anleitungen);
- Suizidmittel gesammelt (Medikamente, Einkauf von Gasflaschen, Seil, Waffen);
- akute Krisenzustände (Verluste z.B. Partnerinnen, Arbeitsplatz, kürzlicher Erhalt einer schweren Krankheitsdiagnose, Suizide im nahen Umfeld);
- vor allem bei Männern: ungewöhnliche Gereiztheit und Feindseligkeit.

Manche Warnzeichen wie Schlafstörungen sind zunächst unspezifisch. Sie können auf Belastungen, Krisen oder psychische Störungen hinweisen, die nicht zwangsläufig mit Suizidgedanken einhergehen. Direkte suizidale Äußerungen, wie z. B. »Ich denke daran, mich umzubringen«, weisen wiederum sehr deutlich auf eine suizidale Krise hin. In der Angehörigenberatung fragen wir immer auch, ob bereits suizidale Krisen oder Suizidversuche des Betroffenen in der Vorgeschichte bekannt sind. Suizidversuche in der Vorgeschichte gelten als Hauptrisikofaktor für erneute und vollendete Suizidversuche (siehe »Was die Wissenschaft weiß – und was nicht«, S. 183). All dies sollte ernst genommen werden, auch bzw. insbesondere, wenn die Person schon mehrfach versucht hat, sich das Leben zu nehmen. Suizidgedanken und -pläne dürfen nicht bagatellisiert werden (»die Person droht nur, tut es doch am Ende nicht«). Mit zunehmender Anzahl von Warnsignalen steigt die Notwendigkeit, aktiv auf die betroffene Person zuzugehen, klar und bestimmt nachzufragen und Hilfe anzubieten.

Maries Mutter folgt ihrer mütterlichen Intuition und Wahrnehmung. Sie lässt sich von der Aussage ihrer Tochter, dass »alles in Ordnung« sei, nicht täuschen. In der Krisenberatung zeigt sich, dass Angehörige mit ihrer Wahrnehmung oft richtig liegen. Wir ermutigen dazu und betonen die Wichtigkeit, »dranzubleiben« und bei Verdacht nicht zu zögern, auf die Betroffenen zuzugehen. Sich einem Angehörigen mit der eigenen Not zu offenbaren, vor allem mit Suizidgedanken, fällt den meisten Menschen zunächst einmal schwer. Die Betroffenen wollen nicht zur Last fallen, haben Angst vor der Reaktion, z. B. abgelehnt zu werden oder letztendlich doch keine Hilfe zu erhalten. Manchmal haben sie schon schlechte Erfahrungen damit gemacht und zögern deshalb. Die Betroffenen wägen in einem inneren Entscheidungsprozess gut ab, ob und wem sie sich anvertrauen, sich öffnen und um Hilfe bitten (Frey u.a. 2018). Bei Personen, die präsent im Leben des Betroffenen sind und als Vertrauenspersonen gesehen werden, besteht eher der Mut sich zu öffnen (ebd.).

Phasen der Suizidalität

Wie im Kapitel »Was die Wissenschaft weiß – und was nicht« dargestellt wird (siehe S. 179 ff.), unterscheiden Fachleute verschiedene Stadien der suizidalen Entwicklung. Die meisten Menschen durchlaufen verschiedene Phasen bzw. Stadien (Pöldinger 1968, zitiert nach Gerngroß 2020). Dies kann sehr unterschiedlich ablaufen, manchmal Stunden, Tage oder Wochen dauern. Betroffene erwägen zu Beginn vielleicht nur, lieber tot bzw. nicht mehr da sein wollen. Diese Gedanken werden mehr und beginnen immer häufiger und intensiver in das Bewusstsein zu drängen. Suizidale Menschen sind dann hin und hergerissen, was an sich eine sehr quälende Erfahrung sein kann. In diesem Stadium der Ambivalenz werden meistens indirekte oder direkte Suizidäußerungen getätigt. Diese sollten unbedingt gehört werden. Einige geraten schließlich aufgrund einer auslösenden Situation dazu, die Suizidhandlung umzusetzen. Dieser letzte Entschluss scheint häufig sehr plötzlich getroffen zu werden. Wenn zu diesem Zeitpunkt schon Vorbereitungen getroffen und Suizidmittel direkt greifbar sind, ist es für die Betroffenen und die Umgebung schwer, die Handlung noch aufzuhalten. Das heißt auch, es existiert ein Unterschied zwischen Suizidgedanken (z. B. »Ich möchte lieber tot sein!«), die eine schnelle Hilfe erforderlich machen, die auch durch Kontaktaufnahme mit einer Beratungsstelle oder einem Facharzt bewältigt werden können, und sehr aktiv aufdrängenden Suizidgedanken, mit der Intention: »Ich werde mir das Leben nehmen!«. Schließlich stehen am Ende des Kontinuums konkrete Umsetzungsimpulse, die zu einer Suizidhandlung mit möglicherweise tödlichem Ausgang führen. Letztere verlangen von der Umgebung ein sofortiges Handeln zum Schutz des Betroffenen, durch Verständigung von Notarzt und Polizei sowie die Aufnahme auf eine beschützende Station einer Klinik.

Generell kann gesagt werden, dass die innere suizidale Entwicklung ein sehr dynamischer und fluktuierender Prozess ist. Wenn sich jemand innerlich auf einem Kontinuum zwischen passiven und aktiven Suizidgedanken befindet, kann sich dies manchmal schnell ändern. Aus dem Gedanken »Es wäre besser, tot zu sein«, können durch kleinere subjektiv belastende Ereignisse schnell konkrete Suizidabsichten werden. Wenn jemand innerlich ständig mit suizidalen Absichten und Plänen beschäftigt ist, können schon kleine Auslöser eine suizidale Handlung auslösen. Fachleute beschreiben eine Wahrnehmungseinengung bei Menschen in akuter Suizidalität, die im Verlauf zunimmt. Der österreichische Suizidforscher Erwin Ringel (1953, zitiert nach Gerngroß 2020) benannte dies als präsuizidales Syndrom, welches mit einer starken zunehmenden Einengung einhergeht. Diese erklärt, warum es den Betroffenen schwerfällt, möglicherweise rettende Hinweise wahrzunehmen, sie befinden sich in einem Tunnel. Durch die Kontaktaufnahme und Ansprechen besteht die Chance, dass eingeengte Wahrnehmungsfeld, die Denk- und Lebensbezüge des Suizidalen wieder zu erweitern und gemeinsam nach Lösungen zu suchen (Grasberger 2002).

Nicht selten geht der kognitiven Einengung eine soziale voraus. Wie Marie ziehen sich viele Menschen in suizidalen Krisen zurück.

Soziale Medien und Suizidalität

Vor allem Jugendliche und junge Erwachsene bewegen sich gern und teilweise sehr kompetent in sozialen Medien und Onlinewelten (z. B. Spiele). Auch soziale Kontakte werden oft online gepflegt. Dennoch ist, gerade für Eltern, die selbst weniger Kompetenzen im Umgang mit diesen Medien haben, nur wenig überschaubar, mit welchen Inhalten und Themen die jungen Menschen dort in Kontakt sind.

Neue Medien können eine Ressource für die Verbesserung der psychischen Gesundheit und für die Suizidprävention in der Bevölkerung darstellen. Informationen über psychische Erkrankungen und Krisenhilfe, die zur Aufklärung dienen sowie Hinweise auf Hilfsangebote beinhalten, sind inzwischen weitverbreitet. Suchmaschinen bieten als erstes Ergebnis Kontaktdaten zu Krisenhotlines, wenn man z. B. nach »Suizid« sucht. Auch geben die Fachgesellschaften, das Nationale Suizidpräventionsprogramm und die Deutsche Gesellschaft für Suizidprävention e. V.[6] fundierte Hinweise, wie in Medien über Suizid berichtet werden sollte, um mögliche negative Effekte und Risiken zu reduzieren. In der Wissenschaft sind Effekte der Berichterstattung, die das Risiko für Suizid minimieren, als Papageno-Effekt bekannt. Eine problematische Form der Berichterstattung in den Medien, die das Risiko für die Nachahmung von Suizidhandlungen eher fördert, wird als Werther-Effekt bezeichnet. Diese Effekte können auch in sozialen Medien wirken. Somit bergen die Möglichkeiten des Internets neben den Chancen für die Suizidprävention auch das Potenzial, Suizidrisiken zu verstärken. Die Forschung diskutiert diese Effekte kontrovers (Till & Niederkrotenthaler 2021). Gerade auf Jugendliche, die entwicklungsbedingt auf der Suche nach Identität und Vorbildern sind, für die es sehr bedeutend ist, Teil einer Peergroup zu sein und enge Freundschaften einen hohen Stellenwert haben, können Nachahmungseffekte besonders stark wirken.

Unsere Beobachtungen in der Beratung decken sich damit, dass nach dem Suizid eines Jugendlichen weitere Jugendliche aus dem näheren Umfeld sich mit diesem Thema verstärkt beschäftigen oder sogar selbst Suizidgedanken haben. Häufig berichten die Jugendlichen auch, dass sie zum ersten Mal von Selbstverletzungen oder Suizidgedanken gehört haben, von Freundinnen oder Freunden, dass sie sich mit ihnen ausgetauscht haben, einige wenige scheinen es in der Peergroup regelrecht gelernt zu haben. In einigen Beschreibungen der Jugendlichen zeigt sich, wie diese durch Lernen am Modell (dem besten Freund, der besten Freundin) das Verhalten (z. B. Selbstverletzung) übernehmen

6 Nationales Suizidpräventions Programm NaSPro (www.suizidpraevention.de) und Deutsche Gesellschaft für Suizidprävention DGS (www.suizidprophylaxe.de).

bzw. dann ausprobieren. Dem stehen viele Berichte von Jugendlichen gegenüber, die über ihre Peergroup, Freunde und die sozialen Medien den Weg zur Hilfe gefunden haben. Es gibt sogar einen Verein, der die Aufklärung über Suizidalität im Internet aktiv fördert: Freunde fürs Leben (www.frnd.de).

Suizidalität und psychische Erkrankungen

Die Geschichte von Marie zeigt aber auch, dass Suizidalität mit einer psychischen Erkrankung einhergehen kann. Marie leidet an einer Depression, die schließlich von einem Facharzt in der psychiatrischen Ambulanz diagnostiziert wurde. Nach reiflicher Überlegung entscheidet sie sich gemeinsam mit ihren Eltern für eine medikamentöse Behandlung mit Antidepressiva. Psychische Erkrankungen wie Depressionen, Angsterkrankungen, Suchterkrankungen, Psychosen und Persönlichkeitsstörungen gehören zu den Hauptrisikofaktoren für Suizidalität (siehe »Was die Wissenschaft weiß – und was nicht«, S. 182). Umso wichtiger ist es, die Betroffenen zu einer ärztlichen Abklärung (z. B. durch den Hausarzt) oder durch eine Fachärztin für Psychiatrie zu ermutigen.

Marie litt zunehmend unter »impulsiven« Suizidgedanken. Dies ist in der Regel ein Warnsignal dafür, dass sich die suizidale Krise bereits sehr zugespitzt hat. Es besteht dringender Handlungsbedarf. Die Mutter hat daher folgerichtig professionelle Hilfe in Anspruch genommen und sich in diesem Fall an unsere Beratungsstelle gewandt. Als erste Anlaufstellen kommen auch Fachärzte für Psychiatrie, Kinder- und Jugendlichenpsychotherapeutinnen, Sozialpsychiatrische Dienste, Krisendienste oder psychiatrische Kliniken vor Ort infrage (siehe

»Anlaufstellen«). Die rasche Kontaktaufnahme war wichtig, da die stark drängenden suizidalen Impulse, »sich jetzt das Leben nehmen zu müssen, weil es unerträglich ist«, unterschiedlich lange anhalten können und aufgrund ihres starken Umsetzungsdranges sehr gefährlich sind. Betroffene berichten uns immer wieder, dass sie Angst haben, irgendwann die Kraft zu verlieren, dagegen anzukämpfen.

Einbezug des Hilfesystems

Menschen mit Suizidgedanken sollten nicht alleingelassen werden, und das Angebot erhalten, über ihre Probleme und Gefühle sprechen zu können. Neben der Schutzfunktion zeigt sich im Fall von Marie auch die beruhigende und unterstützende Funktion des sozialen Kontakts zu Bezugspersonen, hier zu ihren Eltern. Mit dem Wissen, dass der fürsorgliche Kontakt zu einer positiv erlebten Person eine gewisse suizidpräventive Wirkung hat, ermutigen wir die Angehörigen, ihre Anwesenheit nicht zu unterschätzen. Eine solche (Schutz-)Funktion von Angehörigen hat allerdings auch Grenzen. Darauf wird im Kapitel »Selbstsorge und Grenzen setzen: Was kann ich für mich tun?« näher eingegangen.

An dieser Stelle soll noch einmal hervorgehoben werden:

- Suizidalität ist ein stark dynamisches Geschehen und muss immer wieder neu eingeschätzt werden.
- Impulsive und sich stark aufdrängende Suizidgedanken sind Hinweise auf eine akute Suizidgefahr! Es ist unbedingt professionelle Hilfe hinzuzuziehen. Menschen mit sich aufdrängenden Suizidgedanken sollten nicht alleingelassen werden.

In der telefonischen Beratung des Chefs und des Kollegen von Herrn Huber wird deutlich, wie neben Familienangehörigen auch Personen aus dem weiteren Umfeld zu wichtigen Helfern werden können. In Fachkreisen wird deshalb von An- und Zugehörigen gesprochen. Damit können alle Personen als Angehörige verstanden werden, die in irgendeiner Form in Beziehung zu einem Menschen stehen, der in eine suizidale Krise geraten ist: Freundinnen, Mitschüler, Kommilitonen, Arbeitskolleginnen, Lehrer oder Nachbarinnen.

Jemand kann aufgrund seiner Rolle als Arzt, Psychologe oder Sozialarbeiter eine besondere Verantwortung für die suizidale Person haben. Das Verantwortungsgefühl kann sich aber auch aus einer emotionalen Bindung in der Familie, Partnerschaft oder Freundschaft ergeben. Schließlich geben Menschen auch an, dass sie sich aufgrund ihres persönlichen moralischen Empfindens in der Verantwortung sehen, dem Betroffenen zu helfen. Es entsteht in der Regel ein starker Impuls, helfen zu wollen, über den Menschen sich nicht leicht hinwegsetzen können. Diesem Verantwortungsgefühl stehen aber manchmal auch Impulse gegenüber, die eigenen Grenzen zu wahren. Wie wir im Kapitel »Selbstsorge und Grenzen setzen – Was kann ich für mich tun?« sehen werden, können und müssen wir die damit verbundenen Gefühle ernst nehmen, um uns nicht zu überfordern.

Suizidale Äußerungen sind immer ernst zu nehmen

In der Beratung von Angehörigen empfehlen wir, die Äußerungen von Menschen in suizidalen Krisen zunächst immer ernst zu nehmen. Wie oben beschrieben, fällt es den meisten Menschen schwer, Hilfe in Anspruch zu nehmen, und wenn sie es tun, dann oft nur durch indirekte oder vage Andeutungen. Hinterbliebene nach dem Suizid eines Angehörigen berichten, dass es Andeutungen gab, die aber zum Zeitpunkt vor dem Suizid schwer zu deuten waren. Umso wichtiger ist es, der eigenen Intuition zu vertrauen und der Sache noch einmal nachzugehen (siehe »Ansprechen: Wie kann ich in Kontakt kommen?«, S. 67 ff.).

Die Fallgeschichte von Herrn Huber macht deutlich, dass suizidale Krisen auch am Arbeitsplatz sichtbar werden können. Viele größere Konzerne, Behörden und Institutionen haben Betriebsärzte, einige auch Betriebssozialarbeiterinnen, manche sogar psychologische Dienste, die im Krisenfall Betroffene oder Angehörige, Kolleginnen und Führungskräfte hilfreich unterstützen können. Gleichzeitig ist es für Mitarbeitende nicht leicht, sich am Arbeitsplatz direkt Hilfe zu suchen, da »man dort bekannt ist« und eventuelle Nachteile oder Stigmatisierung fürchtet.

Kleinere Betriebe oder Institutionen können solche Strukturen nicht vorhalten. Hier bieten Berufsgenossenschaften und Unfallversicherer Information und Beratung der Betriebe und Mitglieder an. Führungskräfte von kleineren Betrieben greifen auch auf das öffentliche Krisenhilfesystem zurück.

Schulze und Kollegen (2025) gehen davon aus, dass Führungskräfte häufiger mit Suizidalität und Krisen konfrontiert werden. Wie im Fall von Herrn Huber fehlen in Betrieben aber häufig Handlungsanleitungen für den Umgang damit. Ähnlich wie in der Fallgeschichte, engagieren sich Vorgesetzte in solchen Situationen sehr stark, gehen intuitiv vor und nutzen privates Wissen, um ihren Mitarbeitenden zu helfen, aber auch die Interessen des Betriebes nicht aus den Augen zu verlieren.

Hausmann (in Gerngroß 2020, S. 167 ff.) fasst einige Richtlinien zusammen, wie Führungskräfte und Mitarbeitende am Arbeitsplatz vorgehen können, wenn Hinweise auf Suizidalität bestehen:

- Sprechen Sie die betroffene Person an, wenn Sie sich Sorgen machen.
- Fragen Sie nach suizidalen Gedanken.
- Bieten Sie Unterstützung an.
- Bleiben Sie verfügbar.
- Organisieren Sie professionelle Hilfenetzwerke.
- Achten Sie auf sich selbst.

Der Vorgesetzte von Herrn Huber und der Kollege haben aus Sicht der Beratung richtig und sehr engagiert gehandelt. Sie konnten der Beraterin viele Informationen geben, sodass diese einerseits die Suizidgefahr vorläufig einordnen konnte und andererseits die beiden Männer coachen konnte, sodass die beiden eine wichtige Rolle als Gatekeeper in der Suizidprävention einnehmen konnten. Sie konnten einen wichtigen Beitrag dazu leisten, dass Herr Huber seine suizidale Krise überwinden konnte und er die dringend notwendige Unterstützung erhielt.

Suizidale Krisen bei Männern

Warum begehen fast dreimal mehr Männer als Frauen Suizid? Hofmann et al. (2023) fassen mögliche Erklärungen zusammen. Es wird vermutet, dass vor allem Männer, die sich an einem traditionellen Männerbild von Autonomie, Stärke und Dominanz orientieren, beispielsweise durch Trennungen oder Arbeitsplatzverlust in ihrem Selbstwert destabilisiert werden. Die Notwendigkeit, Hilfe in Anspruch zu nehmen, wirkt dann wie ein Zeichen von Schwäche und kann mit Schamgefühlen verbunden sein. Möglicherweise werden aber auch bestehende Hilfsangebote von Männern tendenziell weniger attraktiv wahrgenommen. Des Weiteren wird vermutet, dass Männer teilweise andere Symptome bei psychischen Störungen aufweisen, sodass diese weniger gut erkannt werden. Zum Beispiel können sich Depressionen bei Männern (maledepression) eher durch Gereiztheit, Wut und Impulsivität zeigen. Sie ziehen sich zurück, sprechen nicht über ihre Gefühle. All dies führt dazu, dass suizidale Krisen unerkannt bleiben. Häufig haben Männer ein weniger stabiles soziales Netzwerk und versuchen, ihren Stress eher mit Alkohol zu kompensieren. Alkohol wiederum wirkt enthemmend und vermindert so die Impulskontrolle. Dies erhöht das Risiko, dass Suizidgedanken in die Tat umgesetzt werden. Männer sterben häufiger durch Suizid als Frauen, obwohl sie seltener einen Versuch unternehmen. Sie wählen Methoden, die schnell zum Tod führen.

Da Männer sich in suizidalen Krisen aus genannten Gründen schwerer tun, Zugang zu Hilfen zu bekommen, spielen Angehörige als Gatekeeper eine besonders wichtige Rolle. Der Forschungsverbund Men-Access – Suizidprävention für Männer, vertreten durch drei deutsche Universitäten (Leipzig, Berlin, Bielefeld), hat unter anderem ein spezifisches Informationsangebot für betroffene suizidale Männer und ein Onlineschulungsprogramm für Angehörige entwickelt. An diesem Schulungsprogramm können Angehörige kostenlos teilnehmen und wichtige Kompetenzen erwerben.
https://hilfe-fuer-angehoerige.de/

In diesem ersten Kapitel haben wir uns auf das Erkennen und Ernstnehmen von Warnsignalen einer suizidalen Krise konzentriert. Häufig ist es besonders herausfordernd, Suizidalität anzusprechen. Dies soll im folgenden Kapitel vertieft werden.

Eine Mutter ist mit den Suizidgedanken und Selbstverletzungen ihres Sohnes konfrontiert

Frau Wagner sitzt aufrecht und etwas angespannt im Beratungsraum. Ohne Umschweife berichtet sie von den Schwierigkeiten mit ihrem 25-jährigen Sohn, der seit Beginn seines Studiums in einer WG in einer nahegelegenen Stadt lebt. Seit einigen Jahren ziehe er sich immer wieder zurück, habe Probleme mit sozialen Ängsten und sitze in seiner Freizeit viel vorm PC. Im Studium komme er nicht recht voran, verschiebe immer wieder Klausuren. Schon in seiner Kindheit und Jugend sei Frau Wagner ein paar Mal mit ihm bei einer psychologischen Beratung gewesen, da er damals Schulangst gehabt habe. Durch die Coronapandemie habe er sich noch mehr zurückgezogen, zumindest, soweit sie das mitbekomme. »Ich verstehe das nicht!«, sagt Frau Wagner. »Ich unterstütze ihn, wo ich kann, er hat keine finanziellen Sorgen! Er hat alles, was er braucht. Auch seine Mitbewohner sind nett!« Frau Wagner telefoniert regelmäßig mit ihrem Sohn. Seit einiger Zeit sage er ihr in diesen Gesprächen immer mal wieder, dass er nicht mehr leben wolle. Mittlerweile bekomme sie schon beim Klingeln des Telefons Herzrasen. Vor einigen Tagen habe er sich in seiner Wohnung mit einer Rasierklinge selbst in den Arm geschnitten. Er sei daraufhin eine Nacht stationär psychiatrisch aufgenommen worden. Frau Wagner hat nach diesem Vorfall den Termin bei der ARCHE vereinbart. Sie wisse nicht mehr weiter. »Das geht schon so lange, ich will nicht immer Feuer löschen müssen!«

Die Beraterin fragt Frau Wagner, wie sie bisher mit den Suizidäußerungen und der Selbstverletzung ihres Sohnes umgegangen ist.

»Ich versuche, ihm klarzumachen, dass es doch keinen Grund gibt! Dass wir für alles eine Lösung finden. Wenn er darauf nicht eingeht, fühle ich mich wie betäubt.« Ihr Sohn mache ihr auch immer wieder Vorwürfe: »Er sagt oft, ich würde ihn ignorieren! Dabei habe ich mich immer so viel um ihn gekümmert! Ich habe zum Beispiel den ganzen Umzug in die WG mit ihm gemacht.« Frau Wagner wirkt sehr besorgt um ihren Sohn, gleichzeitig scheint sie sich immer wieder rechtfertigen zu müssen. »Wenn er am Wochenende nach Hause kommt, tue ich alles für ihn, ich koche ihm Essen, kümmere mich um alles. Und das, obwohl ich selbst dringend Erholung von meinem stressigen Job bräuchte.«

Es wird deutlich, dass Frau Wagner eine beruflich erfolgreiche Frau ist, die es sich selbst nur selten erlaubt, nicht zu funktionieren. Vom Vater ihrer beiden Kinder, neben dem Sohn gibt es noch eine jüngere Tochter, hat sie sich schon lange getrennt. Zu ihm besteht kein gutes Verhältnis. Vater und Sohn hätten eine »schwierige« Beziehung. Die Tochter ist mittlerweile ausgezogen, sie sei »unkompliziert«, genauso »pragmatisch« wie Frau Wagner und studiere erfolgreich. Frau Wagner hat seit einiger Zeit einen neuen Partner, der sie sehr unterstützt. Ihre gemeinsame Zeit werde jedoch immer von den Sorgen um ihren Sohn überschattet. Für das nächste Wochenende habe sich ihr Sohn zu Besuch angekündigt. Frau Wagner wirkt ambivalent. »Ich habe Angst, dass er wieder sagt, dass er nicht weiterleben will. Ich kann damit nicht umgehen!« Ihr Anliegen für die Beratung bei uns ist, »gute Antworten« auf die Suizidäußerungen ihres Sohnes zu finden.

In dieser ersten Stunde konzentriert sich die Beraterin darauf, die Situation gemeinsam mit Frau Wagner einzuordnen und das Wochenende mit dem Besuch des Sohnes vorzubereiten. Die Beraterin versucht zu verstehen, wovor genau Frau Wagner Angst hat. Es wird deutlich, dass sie nicht weiß, wie sie bei konkreten Suizidankündigungen reagieren soll und das Thema am liebsten vermeiden möchte. Natürlich hat sie große Angst davor, dass ihr Sohn wirklich nicht mehr leben will. Auch der Beraterin ist es wichtig, einzuschätzen, wie akut die Suizidäußerungen ihres Sohnes sind. Dazu fragt die Beraterin nach dem konkreten Wortlaut ihres Sohnes. Seine Aussagen seien vage. Er sage, es habe alles keinen Sinn mehr, er könne nicht mehr und es sei ohnehin alles egal. »Ich verstehe das nicht!«, sagt Frau Wagner. »Klar tut er sich in der Uni gerade schwer, aber wir unterstützen ihn doch!« Die Frage nach vorherigen Suizidversuchen verneint Frau Wagner. Es bleibt unklar, mit welcher Motivation die Selbstverletzung erfolgte. Das ist eine wichtige Erkenntnis dieser ersten Stunde: Vieles ist diffus. Die Beraterin ermutigt Frau Wagner daher, entgegen ihrer Angst genau hinzuschauen, das Gespräch mit ihrem Sohn zu suchen und ihn zu fragen, warum er sich selbst verletzt hat. Ob er dabei sterben wollte.

Das Gespräch führt bei Frau Wagner spürbar zu Anspannung und Unruhe, gleichzeitig ist sie sehr wissbegierig und schreibt mit. Sie versteht, dass die aktuelle Unklarheit nur noch mehr Ängste bei ihr schürt. Die Beraterin spricht mit Frau Wagner über die Informationen, die sie braucht, um die Suizidalität ihres Sohnes besser einschätzen zu können:

- Welche Gedanken hat er konkret?
- Hat er schon überlegt, wie er sein Leben beenden würde?
- Hat er schon Vorbereitungen getroffen?
- Als wichtigste Regeln für das Gespräch mit ihrem Sohn hält sie fest:
  - Möglichst ohne Ratschläge und Lösungsvorschläge zuhören.
  - Das Gehörte nicht bagatellisieren oder Ängste beschwichtigen.

Frau Wagner kommen immer wieder die Tränen, sie versucht sie zurückzuhalten. Als die Beraterin sie darauf anspricht, sagt sie, ihr Sohn sei ihr so wichtig und sie wolle nicht, dass er sich etwas antue. Sie halten fest, dass es eine gute Idee wäre, ihrem Sohn genau das zu sagen und auch ihre Sorge um ihn deutlich zum Ausdruck zu bringen.

»Und was mache ich, wenn er mir sagt, dass er sich in den nächsten Tagen umbringen will?«, fragt Frau Wagner. Die Beraterin bespricht konkrete Notfallstrategien im Falle von akuter Suizidalität – also für den Fall, dass ihr Sohn nicht mehr versprechen kann, sich nichts anzutun. Sowohl Frau Wagner als auch ihr Sohn können zu jeder Tages- und Nachtzeit den Krisendienst anrufen, im Notfall kann sich Frau Wagner auch an die Polizei wenden. Sie suchen außerdem die zuständige psychiatrische Akutklinik heraus, falls ihr Sohn während des Wochenendes bei ihr in eine Krise gerät. Frau Wagner schreibt in ihr Notizbuch: »Nicht das Gespräch vermeiden. Konkret nachfragen und Interesse zeigen. Unterstützung anbieten, keine voreiligen Ratschläge. Auf der Seite des Lebens stehen und ihm sagen, dass ich für ihn da bin und nicht will, dass er stirbt. Ihm die Notfallnummern geben.« Frau Wagner verabschiedet sich nach dieser Stunde erleichtert, sie vereinbart einen Folgetermin in einer Woche.

Zum nächsten Termin erscheint Frau Wagner etwas weniger angespannt. Sie berichtet vom Wochenende mit ihrem Sohn. Sie habe sich irgendwann getraut, das Thema anzusprechen. Ihr Sohn sei erst ziemlich wortkarg gewesen, habe sich dann jedoch ein wenig geöffnet. Er habe ihr gesagt, dass er sich aus Überforderung und Versagensängsten im Studium geritzt und in der Situation auch selbst den Notarzt gerufen habe. Er habe ihr erzählt, dass er vor allem in der Früh vor der Uni nicht aus dem Bett komme. In diesen Momenten wolle er dann nicht mehr leben, weil er Angst habe, zu versagen. Frau Wagner hat es geschafft, ihm keine Rat- oder Lösungsvorschläge wie sonst zu geben, sondern versucht, ihm zuzuhören und ihn zu verstehen. Das sei ihr nicht leichtgefallen. Sie habe ihn auch gefragt, ob er konkrete Suizidpläne habe. Dies habe er verneint. Frau Wagner ist darüber erst einmal erleichtert. Gleichzeitig macht sie sich immer noch große Sorgen. Ihr Sohn habe nun eine Zusage für ein Praktikum bekommen, sich aber nicht wirklich darüber gefreut, sondern eher gleichgültig gewirkt. Am Wochenende habe er sich auch wieder viel zurückgezogen. »Ich verstehe immer noch nicht, warum es ihm so schlecht geht!«

Frau Wagner sagt das etwas vorwurfsvoll. Die Beraterin hat jedoch nicht das Gefühl, dass sie ärgerlich auf ihren Sohn ist. Vielmehr vermutet sie, dass Frau Wagner weiter große Angst um ihren Sohn hat und gerade versucht, die Kontrolle über die Situation zu bewahren. Das kann die Beraterin gut verstehen, gleichzeitig befürchtet sie, dass diese Dynamik die Distanz zwischen Frau Wagner und ihrem Sohn noch verstärkt. Als die Beraterin Frau Wagner ihre Überlegungen anbietet, bejaht sie. »Wissen Sie, ich versuche seit der Trennung vom Vater der Kinder alles unter Kontrolle zu haben und ich gehe echt oft auf dem Zahnfleisch! Ich habe immer perfekt funktioniert und jetzt entgleitet mir alles!«

In dieser Stunde schafft es Frau Wagner, ihren Gefühlen etwas mehr Raum zu geben, die sie im Alltag oft wegschiebt. Sie erkennt, dass ihre eigene Versagensangst sie daran hindert, wirklich mit ihrem Sohn über seine Probleme zu sprechen. Da sie selbst sehr leistungsorientiert ist und sich ein Nichtfunktionieren nicht gestattet, hat sie Angst, dass »alles den Bach runtergeht«, wenn sie von den Schwierigkeiten ihres Sohnes hört. Sie beginnt zu verstehen, dass der Sohn sich von seinem Vater oft entwertet und nicht wahrgenommen fühlt, dass er sich sicherlich auch mit seiner erfolgreichen Schwester vergleicht. »Ich kenne das«, sagt Frau Wagner, »ich habe auch immer versucht, meinem großen Bruder nachzueifern, damit meine Eltern stolz auf mich sind.« Frau Wagner gelingt es, sich in ihren Sohn einzufühlen und die Angst, die ihr seine Suizidalität macht, zuzulassen. Dies hilft Frau Wagner zu verstehen, dass ihr Sohn sie mit seinen Äußerungen nicht angreifen und kritisieren will, sondern dass diese ein Ausdruck seiner großen inneren Not sind. Mit dieser wichtigen Erkenntnis nimmt sich Frau Wagner vor, mehr auf ihren Sohn zuzugehen und mehr mit ihm über sein Erleben zu sprechen.

Zudem wird im Gespräch geklärt, wer noch in die Unterstützung des Sohnes mit einbezogen werden kann. Der etwa gleich alte Cousin, mit dem er sich gut versteht, erscheint als hilfreich. Frau Wagner möchte jedoch zuerst ihren Sohn fragen, ob noch jemand von seinem Zustand weiß und diese Person gegebenenfalls in ihr Vorhaben einbeziehen. Schließlich spricht die Beraterin auch die Grenzen der Unterstützung an. Frau Wagner darf ihrem Sohn die Verantwortung für sein eigenes Leben zurückgeben, da sie nicht immer zur Verfügung stehen kann. Sie nimmt sich vor, noch einmal die externen Unterstützungsmöglichkeiten wie Krisenberatungsstellen und Krisendienst mit ihm zu besprechen und mit ihm auszumachen, zu welchen Zeiten sie für ihn erreichbar sein kann.

Sie möchte ausprobieren, wie ihr Sohn reagiert und herausfinden, ob ihre veränderte Haltung ihm gegenüber ihn entlastet. Bei Bedarf will sie sich wieder melden.

Die Angst, etwas Falsches zu sagen: Drei Studierende machen sich Sorgen um einen Freund

Drei junge Männer, alle studieren Architektur, kommen zum Beratungsgespräch. Sie wirken tatkräftig und gleichzeitig sehr ernst. Sie berichten von ihrem gleichaltrigen Mitstudenten Johann, um den sie sich Sorgen machen. Sie haben sich bei der Erstsemesterwoche kennengelernt, gleich gemeinsame sportliche Interessen festgestellt und sind seither gute Freunde. Seit zwei Jahren lernen sie zusammen und treffen sich für gemeinsame Aktivitäten. Mal gehen sie gemeinsam wandern, mal spielen sie Fußball oder treffen sich auf ein Bier in der Kneipe. Johann hatte immer wieder in den letzten zwei Jahren »Durchhänger«, zieht sich zurück und ist nur schwer zu motivieren, Zeit mit den anderen zu verbringen. In der letzten Zeit hätten sie alle sehr wenig von ihm gehört. Er sei zum Semesteranfang zwar erschienen, aber kurz darauf der Uni ferngeblieben und nun seit fast sechs Wochen nicht mehr aufgetaucht. Erst habe er erzählt, dass es seinem Vater gesundheitlich schlecht gehe, er sich kümmern und oft heimfahren müsse. Sie hätten versucht, per WhatsApp Kontakt zu halten, er schreibe auch zurück, aber seine Antworten würden immer widersprüchlicher. Die Freunde sind sehr besorgt, möchten Johann gern helfen, sind sich aber unsicher, was zu tun ist. Über das Internet haben sie die Beratungsstelle ausfindig gemacht und wollen sich Hilfe holen.

Zunächst spricht der Berater ausführlich mit ihnen über ihr Erleben, ihre Sorgen und Befürchtungen. Alle drei haben große Zweifel, ob Johann wirklich wegen seines Vaters nicht zur Uni kommt. Sie befürchten, dass er wieder in so einem Loch sitze und nicht rauskomme. Dabei stünden dieses Semester wichtige Scheine und Prüfungen an. Sie machten sich auch Sorgen, dass er diesmal Suizidgedanken haben könnte. Im letzten Semester hatte sich an ihrer Fakultät eine Studentin das Leben genommen. Zwar kannten sie die junge Frau nicht, wollen aber auch deshalb ihre Befürchtungen um Johann nicht zur Seite schieben und ihm – falls notwendig – ihre Hilfe anbieten.

Gleichzeitig haben sie Angst, ihre Sorgen und Befürchtungen Johann gegenüber direkt anzusprechen und dabei etwas falsch zu machen. Während einer der drei Freunde den Impuls hat, Johann an seinem Heimatort aufzusuchen und nach ihm zu schauen, finden die anderen beiden das keine gute Idee: Sie haben Angst, dass Johann sich dann bloßgestellt fühlt und ganz dicht macht. Der Berater ermutigt die drei, ihre Sorgen Johann gegenüber zum Ausdruck zu bringen. Er spricht mit ihnen darüber, was jeder von ihnen sich in einer solchen Situation von seinen Freunden wünschen würde – und was auch nicht. Dabei stellen die drei fest, dass sie schon gern hätten, dass die Freunde merken, was los ist, auch wenn sie selbst es nicht sagen könnten.

Nun berät der Berater mit ihnen, welche Form der Kontaktaufnahme zu Johann die passendste sein könnte: Ein Brief ist zu formal, ein Anruf zu direkt – schließlich erscheint eine WhatsApp-Nachricht am passendsten, so haben sie sich ja meist verständigt. Sie soll nicht zu lang sein, möglichst direkt ihre Sorgen ansprechen, aber ohne Johann zu beschämen. Die Freunde beschließen, auf Johanns eigene Begründung für sein Fernbleiben – sich um seinen Vater kümmern zu müssen – nur am Rand einzugehen. Gemeinsam ringen sie mit dem Berater um konkrete Formulierungen:

»Wir hoffen, deinem Vater geht es inzwischen gesundheitlich besser. Wir machen uns Sorgen um dich, weil du schon so lange nicht mehr an der Uni warst. Wir fragen uns, ob du wieder in so einem Loch bist, manche Menschen haben dann ja auch Suizidgedanken, wir machen uns Sorgen, dass auch du an so etwas denkst. Wir wollen dir gern helfen, sind aber etwas unsicher, was du brauchst: Wir können erst mal reden. Wenn du willst, können wir auch gemeinsam nach professioneller Hilfe suchen.«

Anhand dieser konkreten Sätze werden die Ängste der Freunde, etwas Falsches zu sagen, weniger. Sie stellen fest, dass sie selbst diese Formulierungen okay fänden. Nun überlegen sie gemeinsam mit dem Berater, wer Johann am nächsten steht und am besten geeignet ist, die Nachricht im Namen von allen dreien zu schreiben. Es ist der junge Mann, der ihn besuchen wollte. Abschließend bietet der Berater den drei Freunden an, sich wieder zu melden, wenn weitere Fragen auftauchen. Natürlich können sie auch mit Johann in die Beratungsstelle kommen, wenn er ein solches Angebot annehmen möchte.

Erfahrungen aus der Beratung

Wie bei den drei Studenten beginnen viele Beratungsgespräche mit Angehörigen damit, dass sich Menschen Sorgen um jemanden machen. Dabei kann es sich um ein vages »ungutes« Gefühl handeln, dass etwas nicht stimmt. Angehörige nehmen Veränderungen wahr, sehen Warnsignale oder der Betroffene hat bereits sehr konkrete Suizidgedanken geäußert, wie der Sohn von Frau Wagner.

Klarheit schaffen

Um unsere Fantasien zu begrenzen, nicht im Spekulativen bleiben zu müssen und mehr Klarheit zu bekommen, müssen wir mit der betroffenen Person sprechen. Wir dürfen direkt und ohne Wertungen nachfragen: Hast du Gedanken, dir das Leben zu nehmen? Denkst du an Suizid? So oder so ähnlich könnten wir uns Gewissheit verschaffen.

Warum fällt es oft so schwer, diese Frage zu stellen? Frau Wagner ist zunächst zutiefst erschrocken, als sie von den Suizidgedanken und Selbstverletzungen ihres Sohnes erfährt. Auch wenn es, wie bei ihrem Sohn, oft schon länger Anzeichen für eine Krise gibt, ist es für Angehörige oft ein Schock, wenn ein nahestehender Mensch Suizidgedanken äußert. Dies aktiviert Verlustängste und damit unser evolutionäres Bindungs- und Angstsystem. Angehörige berichten uns von Ohnmachts-, Schuld- und Schamgefühlen. Diese Gefühle können es erschweren, direkt auf den Betroffenen zuzugehen und ihn anzusprechen.

Suizidgedanken offen ansprechen

Aus der Fachberatung wissen wir, dass sich auch manche Fachleute aus dem psychosozialen und medizinischen Bereich mit dieser Frage schwertun. Häufig hören wir in der Angehörigenberatung von konkreten Ängsten der Angehörigen: »Ich habe Angst, ihn zu fragen und dann löse ich Suizidgedanken aus. Dann bringt er sich vielleicht um.« Das führt verständlicherweise dazu, dass eine offene und direkte Frage zunächst vermieden wird. Diese Angst ist jedoch unbegründet. Es ist gut belegt, dass keine akuten Suizidgedanken oder -handlungen ausgelöst werden, wenn Suizidgedanken direkt erfragt werden. Wir gehen davon aus, dass es natürlich hilfreiche und weniger hilfreiche Formen des Nachfragens gibt.

Wichtig: Sie lösen keine Suizidhandlungen aus, indem Sie nach Suizidgedanken fragen!

Manchmal trauen wir uns auch nicht, unser Gegenüber anzusprechen, weil wir ihm nicht zu nahetreten wollen. Die Angst, der andere könnte verärgert reagieren, weil wir ihm etwas unterstellen, lässt uns vielleicht zögern. Wir fragen uns: Könnte sich die betroffene Person

»bloßgestellt« fühlen? Aber was wäre die schlimmere Folge? Die Wut des anderen ertragen zu müssen oder zu übersehen, dass jemand suizidal ist und sich im schlimmsten Fall das Leben nimmt?

Es gibt noch eine weitere Hürde, die es uns manchmal schwer macht, unser Gegenüber konkret nach Suizidgedanken zu fragen. Denn was, wenn er oder sie die Frage bejaht? Was tun wir dann? In den folgenden Fallgeschichten und Kapiteln werden konkrete Handlungsmöglichkeiten aufgezeigt, um zumindest etwas Sicherheit im Umgang mit einer solchen Antwort zu gewinnen.

Bevor wir jemanden ansprechen, ist es gut für sich zu klären, ob wir uns das zutrauen. Es gilt das Prinzip wie bei der Ersten Hilfe: Wenn wir uns nicht zutrauen, direkt Erste Hilfe zu leisten, sollten wir zumindest die Aufgabe übernehmen, andere Helfende hinzuzuziehen. So auch hier: Wenn wir uns nicht trauen, dem Betroffenen diese Frage zu stellen, kann es unter Umständen lebensrettend sein, jemand anderen zu bitten, dies zu tun. Wir dürfen uns selbst Hilfe holen, wenn wir uns überfordert fühlen.

Suizidalität konkret ansprechen

1. Schritt: Nach Suizidgedanken fragen: Es ist hilfreich, im Vorfeld für eine ruhige und geschützte Atmosphäre zu sorgen. Die Betroffene sollte nicht mit zu vielen Personen konfrontiert werden. Bei Jugendlichen ist zu überlegen, ob ein Elternteil ausreicht oder ob beide Eltern anwesend sein sollten. Sind mehrere Personen betroffen, sollte überlegt werden, wer den »besseren Draht« zur Betroffenen hat. Betroffenen fällt es oft schwer, sich zu öffnen, wenn sie von einer Person auf ihre Suizidgedanken angesprochen werden, mit der sie im Konflikt stehen

(z. B. Ex-Partnerin) oder der sie nicht zur Last fallen wollen, wie z. B. Jugendliche ihren Eltern. Es ist hilfreich, sich Zeit zu nehmen, um sich in die Situation der betroffenen Person hineinzuversetzen und ein wenig zu erahnen, wie sie reagieren wird. Oft ist es hilfreich, sich zu fragen: Wie würde ich mich fühlen, wenn man mich nach Suizidgedanken fragen würde? Was würde es mir leichter machen, mich zu öffnen? Was würde mir weniger helfen?

Um das Gespräch zu beginnen, kann ein einleitender Satz hilfreich sein. Ein Beispiel könnte wie folgt lauten: »Ich habe den Eindruck, dass es dir in letzter Zeit nicht gut geht.« Danach ist es möglich, aktiv, direkt und nicht wertend nachzufragen. Eine mögliche Formulierung könnte sein: »Denkst du darüber nach, dir etwas anzutun? Denkst du über Suizid nach?«

2. Schritt: Zuhören, zuhören, zuhören – ohne zu bewerten oder zu bagatellisieren: Angehörige schreiben sich Formulierungen und konkrete Fragen, wie gerade dargestellt, in der Beratung manchmal gern auf. Sie probieren diese Sätze dann innerlich vorab aus, um sich in der Situation mit dem Betroffenen dann leichter zu tun.

Wenn sich der Betroffene öffnet, ist es sehr wichtig, zunächst nur zuzuhören und interessiert nachzufragen. Das ist oft schwieriger, als es klingt, denn es werden oft Sichtweisen und Selbsteinschätzungen geäußert, denen wir nicht zustimmen können. Beispielsweise kann ein Mensch in einer suizidalen Krise sehr hoffnungslos sein und äußern, dass sein Leben keinen Sinn mehr hat. Ihm diese Sicht sofort auszureden oder gar zu sagen, »so darf man doch nicht denken«, »du hast es doch gut«, führt in der Regel dazu, dass sich der Betroffene wieder verschließt. Auch wenn es die eigene Überzeugung ist, ist dringend davon abzuraten, dies in akuten Krisensituationen vorzubringen.

Das wertfreie Zuhören und die damit verbundene Anerkennung

des Leidens ist bereits eine erste Hilfe für den Betroffenen. Das Gefühl, dass jemand Anteil nimmt und zuhört, führt zu emotionaler Entlastung und vermindert Einsamkeitsgefühle, allein dies kann nach unserer Erfahrung suizidpräventiv wirken. Angehörige spielen eine wichtige Rolle bei der Unterstützung der Emotionsregulation (Reifegerste 2019). Das Ansprechen kann den Betroffenen aus dem Tunnel der suizidalen Einengung herausführen (Grasberger 2022). Die meisten Menschen mit Suizidgedanken sind froh, wenn sie angesprochen werden, sie sind erleichtert. Das quälende Hin- und Hergerissen sein, die tiefe Verzweiflung, die damit verbunden ist, kann endlich geteilt werden und das Aussprechen bringt oft eine erste Erleichterung.

Angehörige berichten immer wieder, dass sie das Gefühl haben, dass der Betroffene seine Not herunterspielt. Dies kann aus Scham oder Angst vor Kontrollverlust geschehen. Was können wir tun, wenn die betroffene Person Suizidgedanken verneint?

Entweder sind wir erleichtert und können signalisieren, dass wir für den Betroffenen da sind und auch in Zukunft in Kontakt bleiben wollen. Möglicherweise bestehen aber auch Zweifel, ob der Betroffene uns diesbezüglich die »Wahrheit« sagt. Was ist, wenn der Betroffene es leugnet oder bagatellisiert? Grundsätzlich gilt, dass jede Antwort respektiert werden muss. Wir können niemanden zwingen und wir können keine Gedanken lesen. Dann haben wir wenigstens alles getan.

Eine Empfehlung aus der Angehörigenberatung ist, in diesem Fall zu sagen, dass wir uns natürlich freuen, dass wir aber weiterhin den Eindruck haben, dass es ihm oder ihr schlecht geht. Dann kann man hinzufügen, dass wir es auch aushalten würden, wenn der Betroffene uns von seinen Suizidgedanken erzählen würde, dass Menschen in Krisen manchmal solche Gedanken haben, dass es aber wichtig ist, darüber zu sprechen. Die Angehörige kann betonen, dass sie helfen möchte und zur Verfügung steht. Wir müssen dranbleiben, wenn wir uns Sorgen machen.

Gerade Eltern suizidgefährdeter Jugendlicher müssen eine Balance zwischen »Dranbleiben« und der Gefahr des Überforderns finden. Jugendliche, aber auch viele Erwachsene haben ein ausgeprägtes Bedürfnis nach Autonomie. Sich anderen zu öffnen und »zu viel« preiszugeben, kann starke Abhängigkeitsgefühle auslösen. Jugendliche stehen im Spannungsfeld zwischen Unabhängigkeit und dem Bedürfnis nach elterlicher Geborgenheit. Hier ist Fingerspitzengefühl gefragt. Das gilt auch für viele Erwachsene.

3. Schritt: Hoffnung vermitteln und Unterstützung zusagen: Wenn die Betroffene von sich und ihrem Leiden erzählen konnte und sich dabei hoffnungslos zeigt, ist es hilfreich, darauf einzugehen. Als Gegenüber können wir stellvertretend Hoffnung vermitteln. Wir sollten dies aber nur tun, wenn wir selbst daran glauben, dass die Dinge sich zum Besseren entwickeln könnten. Angehörige könnten zum Beispiel sagen: »Ich weiß noch nicht wie, aber ich kann mir vorstellen, dass eine Veränderung möglich ist.« Das subjektive Leid, die Verzweiflung und Not der Betroffenen müssen unbedingt anerkannt und gewürdigt werden. Das Anerkennen des Leids können wir bestätigen, indem wir sagen: »Das stelle ich mir wirklich sehr belastend vor!«, »Wenn du das so erzählst, kann ich nachvollziehen, wie schwer es für dich ist!«

Es besteht die Gefahr, zu schnell Lösungen anzubieten. Dies kann bei der betroffenen Person das Gefühl hervorrufen, nicht verstanden worden zu sein. Denn wenn wir davon ausgehen, dass die betroffene Person bereits alles Mögliche versucht hat und der Suizid als letzter Ausweg erscheint, dann können schnelle Lösungsvorschläge (»Du musst einfach ...«) Selbstzweifel verstärken oder sogar als Kränkung erlebt werden. Auch ein gut gemeinter Trost wie »Kopf hoch, alles nicht so schlimm, das wird schon wieder!«, kann den Menschen in einer suizidalen Krise eher weiter in die innere Isolation treiben. Denn Betroffene fühlen sich dadurch nicht in ihrem Leid gehört. Aus ihrer subjektiven Sicht ist es unerträglich. Kaum ein Mensch würde, wegen eines »nicht so schlimmen Problems« sein Leben beenden. Natürlich können wir als Angehörige die Sache mit Abstand als weniger dramatisch erkennen. Indem wir das Leid zunächst klar anerkennen, dann aber vorsichtig den Blick erweitern, indem wir mögliche erste Schritte vorsichtig einbringen. So kann die Betroffene wieder Hoffnung gewinnen und bestenfalls aus dem Tunnel der suizidalen Einengung heraustreten.

Wir können im nächsten Schritt der Betroffenen unsere Unterstützung zusagen und dabei das »Wir« in der Formulierung betonen, z. B.: »Ich werde versuchen, dich zu unterstützen. Wir können gemeinsam deinen Hausarzt anrufen.« Das Wir fördert das Zugehörigkeitsgefühl und verringert den Eindruck, mit den Problemen allein zu sein. An dieser Stelle sei aber noch einmal darauf hingewiesen, dass wir nichts versprechen sollten, was wir nicht halten können. In diesem Sinne kann es für die Betroffene auch entlastend sein, wenn wir selbst zugeben, dass wir auch nicht sofort weiterwissen. Damit wird anerkannt, dass die Probleme der Betroffenen wirklich ernst sind. Als Angehörige können wir immer dafür plädieren, gemeinsam mit der Betroffenen professionelle Hilfe zu suchen.

Am Beispiel der drei Studenten wird deutlich, dass es grundsätzlich verschiedene Möglichkeiten der Kontaktaufnahme gibt.

Formen der Kontaktaufnahme

Es gibt verschiedene Möglichkeiten, Kontakt aufzunehmen: das persönliche Gespräch in Präsenz, per Telefon, per Videotelefonie, per Brief. All die oben vorgeschlagenen Formulierungen können auch in Briefen und Nachrichten verwendet werden, wenn ein direktes Gespräch nicht möglich ist. Das direkte Gespräch hat viele Vorteile und ist vorzuziehen, z. B. um die Reaktion des Gegenübers genau sehen zu können.

Versuchen, die akute Gefahr einzuschätzen

Wie in der Beratung von Frau Wagner dargestellt, ist es wichtig, sich Klarheit zu verschaffen: Wie akut ist die Suizidgefährdung? Um die weitere Hilfe auf die Bedürfnisse des Betroffenen abzustimmen, müssen wir weiter fragen.

Die Betroffenen machen oft Andeutungen, es ist für die Angehörigen schwer einzuschätzen, wie konkret die unmittelbare Gefahr ist. Dies kann verschiedene Gründe haben. Zum Beispiel: Der Betroffene traut sich nicht zu sagen, wie es ihm wirklich geht. Ein weiterer Grund kann sein, es liegt eine starke Ambivalenz vor, welche Menschen in suizidalen Krisen typischerweise erleben. Ein Hin-und-hergerissen-Sein, zwischen dem Wunsch zu leben und dem Wunsch zu sterben. In dem Moment des Gesprächs steht gerade wieder die lebenszugewandte Seite im Vordergrund. Der Betroffene sieht vielleicht gerade keinen Grund, sich zu äußern. Wenn starke Emotionen in uns sind, kann der eigene Zustand manchmal noch nicht richtig bzw. nur vage ausgedrückt werden.

Ziel des Ansprechens und der Fragen nach Suizidgedanken, Suizidplänen und Vorbereitungen (vgl. das Kapitel »Warnsignale erkennen – Wie ernst muss ich das nehmen?«) ist die klare Einschätzung, wie weit die suizidale Krise fortgeschritten ist. Es erfordert Mut und innere Ruhe, diese Fragen zu stellen und ein solches Gespräch zu führen. Angehörige können und sollten abwägen, ob sie sich das Gespräch selbst zutrauen oder ob es besser ist, eine andere Person oder professionelle Hilfe hinzuzuziehen. Angehörige helfen den Betroffenen durch mutiges Ansprechen, einen Weg aus dem Tunnel, der in den Suizid führen kann, zu finden. Wir erleben in den Beratungen immer wieder, dass dadurch Weichen gestellt werden, um Hilfe zu erhalten und Lebenskrisen zu bewältigen. Die Rolle der Angehörigen als Türöffner (Gatekeeper) in der Suizidprävention ist nicht zu unterschätzen.

Hilfreich sein: Was kann ich konkret tun?

Ein Sohn macht sich Sorgen um seinen verwitweten Vater

Herr Raisch, 39 Jahre alt, Ingenieur, verheiratet, zwei Söhne (6 und 9 Jahre alt), kommt zu einem ersten Beratungsgespräch in die ARCHE. Er erzählt der Beraterin, dass er sich Sorgen um seinen 71-jährigen Vater mache. Dieser habe sich nach dem Tod seiner Frau Ilona, der Mutter von Herrn Raisch, seit einem Dreivierteljahr sehr zurückgezogen. Die Mutter sei an Krebs gestorben. Dies habe die ganze Familie in den letzten drei Jahren sehr belastet. Obwohl Herr Raisch das Geschehene zunächst sehr sachlich schildert, wird eine Traurigkeit spürbar, als er vom Leiden und Sterben seiner Mutter berichtet. Die letzten Jahre hätten sich sehr um die Krankheit der Mutter gedreht. Seine Söhne seien oft bei der Großmutter gewesen und hätten sich gut von ihr verabschieden können. Das sei ein Trost für ihn. Er würde jetzt gern langsam nach vorn schauen, er sei beruflich sehr gefordert. Aber jetzt sei er wegen seines Vaters sehr verunsichert. Der Vater sei immer wortkarg gewesen. Zudem leide er unter einer Altersschwerhörigkeit. Er habe noch nie viele Freunde gehabt.

Auf Nachfrage der Beraterin berichtet Herr Raisch, dass der Vater nur mit einigen Arbeitskollegen Kontakt gehabt habe. Er sei als Metallarbeiter in einer Autofirma tätig gewesen. Vor zehn Jahren sei er aufgrund von orthopädischen Problemen, einer Lungenerkrankung (COPD) und chronischen Schmerzen in Frühpension gegangen. Seither sei er auch immer weniger aktiv gewesen, viel zu Hause geblieben. Die Schmerzen hätten ihn phasenweise gehindert, aus dem Haus zu gehen.

Seine Schwerhörigkeit sei auch eine große Hürde. Ein Jugendfreund, zu dem er noch Kontakt hatte, sei bereits vor einigen Jahren verstorben. Die sozialen Kontakte seien immer über die Ehefrau gelaufen. Sie sei die »Familienmanagerin« und eine fröhliche und gesellige Frau gewesen.

Herr Raisch sagt, er mache sich Sorgen um den Vater und möchte wissen, was er konkret tun könne. Die Beraterin möchte zunächst genauer wissen, was Herrn Raisch so beunruhigt. Der Vater habe sich weder bei ihm noch bei dem drei Jahre älteren Bruder von Herrn Raisch, der in Norddeutschland lebt, von sich aus gemeldet. Das sei noch nicht verwunderlich. Aber er habe den Eindruck, der Vater interessiere sich für nichts mehr, lasse sich gehen. Er sitze den ganzen Tag vor dem Fernseher, wirke abwesend. Die Beraterin möchte von Herrn Raisch wissen, ob es jemals den Verdacht gegeben habe, dass der Vater nach dem Tod seiner Frau eine Depression entwickelt haben könnte. Nein, darüber wisse er nichts, aber es wirke so. Auf die Frage nach einem möglichen Alkoholkonsum des Vaters antwortet Herr Raisch, dass er das nicht wisse. Der Vater habe nie regelmäßig getrunken.

Der Vater wohne nicht weit entfernt. So übernehme er, Herr Raisch, einen großen Teil der Versorgung, meist nach der Arbeit. Der Bruder sei zu weit weg und »interessiert sich nicht«, so sein Eindruck. Ein weiteres Problem bestehe schon länger: Der Vater müsse verschiedene Medikamente einnehmen, tue dies aber sehr unregelmäßig. Wenn der Sohn ihn darauf anspreche, winke der Vater ab, die brauche er sowieso nicht mehr. Seit einigen Wochen esse der Vater nur noch in Anwesenheit des Sohnes oder der Ehefrau von Herrn Raisch. Das sei schwer zu ertragen, die Stimmung sei meist sehr gereizt und gedrückt. Der Vater spreche die ganze Zeit davon, wie sehr er seine Frau vermisse. Herr Raisch merkt, wie einsam sein Vater ist. Es ärgert ihn aber auch, dass der Vater »aufgibt«. Er müsse jetzt einfach weitermachen. Der Vater lasse sich »bedienen«, aber es sei nie gut genug. Die Frau von Herrn Raisch habe gesagt, so gehe es nicht weiter, das gehe zulasten der eigenen Familie. Herr Raisch fühle sich zunehmend in einem Loyalitätskonflikt zwischen der Pflege des Vaters und der eigenen Familie. Zuletzt habe der Vater gesagt, er wolle »zu Ilona gehen«. Herr Raisch und seine Frau glauben, dass der Vater sterben möchte. Sie hätten das ungute Gefühl, dass er an Suizid denken könnte. Das mache ihnen Angst. Deshalb habe Herr Raisch sich für ein Beratungsgespräch angemeldet.

Die Beraterin versucht gemeinsam mit Herrn Raisch herauszufinden, ob es weitere Hinweise auf Suizidgedanken gibt und wie konkret die Gefahr im Moment sein könnte. Schnell wird klar, dass Herr Raisch den Vater beim nächsten Treffen konkreter darauf ansprechen soll. Herr Raisch fühlt sich zunächst unwohl dabei. Nachdem die Beraterin ihm ausführlich erklärt hat, wie ein solches Gespräch ablaufen könnte, fühlt sich Herr Raisch mit dieser Vorstellung schon sicherer. Die Beraterin erklärt weiter, was im Notfall zu tun ist. Sie erläutert die Möglichkeit, rund um die Uhr einen Krisendienst anrufen zu können, um Unterstützung zu bekommen, wenn er nicht mehr weiterweiß. Die Nummer könne er auch dem Vater geben. Herr Raisch ist skeptisch, ob der Vater dies tun würde.

Am Ende des ersten Beratungsgesprächs weist die Beraterin noch einmal auf die Medikamente und andere potenzielle Suizidmittel des Vaters hin. Herr Raisch hatte von Schmerzmitteln und anderen Medikamenten gesprochen. Der Vater habe noch alle möglichen anderen Gegenstände, die er als Suizidmittel verwenden könnte, das könne man doch nicht alles wegschließen, so Herr Raisch. Die Beraterin bejaht diesen Einwand, jedoch sollte jede Möglichkeit genutzt werden,

den Zugang zu Suizidmitteln zu erschweren. Herr Raisch möchte sich in der Wohnung umsehen. Gemeinsam wird überlegt, ob es eine Möglichkeit gäbe, die Medikamente sicher zu verwahren. Dies wäre sicherlich schwierig. Andererseits wäre es auch wichtig, dass der Vater seine Medikamente überhaupt regelmäßig einnimmt, da die Nichteinnahme auch eine Selbstschädigung darstelle.

Bei einem zweiten Termin eine Woche später berichtet Herr Raisch über das Gespräch mit dem Vater. Es sei ihm sehr schwergefallen und der Vater sei überrascht gewesen. Er habe dann zugegeben, dass er fast jeden Tag einmal den Gedanken habe, seiner Frau in den Tod zu folgen. Sein Leben habe keinen Sinn mehr. »Ich gehe zu Ilona«, habe er gesagt. Und er habe schon daran gedacht, eine Überdosis Medikamente zu nehmen, habe sie schon zweimal abends, wenn er besonders traurig war, vor sich auf dem Wohnzimmertisch liegen gehabt. Herr Raisch berichtet, er sei wütend geworden und habe dem Vater gesagt, dass seine Enkel den Großvater doch bräuchten. Das könne er der Familie nicht antun. Daraufhin sei auch der Vater wütend geworden, der Sohn solle ihn in Ruhe lassen. Nach einer Weile hätten sie sich wieder beruhigt und Herr Raisch habe den Vater fragen können, ob er weiterhin vorhabe, sich das Leben zu nehmen. Ob er sich als Sohn darauf verlassen könne, dass er sich melden werde, wenn es schlimmer werde. Herr Raisch habe dem Vater gesagt, dass er als Sohn ihn und die Enkelkinder brauche. Der Vater nickte bedrückt. Er könne sich nicht vorstellen, fremde Personen wie einen Krisendienst anzurufen.

Seither habe er den Vater täglich besucht. Manchmal sei auch seine Frau zum Vater gegangen. Man habe versucht ihn »nicht aus den Augen zu lassen«. Er wisse, dass es so keine Garantie sei, denn der Vater sei trotzdem noch viele Stunden allein zu Hause. Zumindest könne er so beaufsichtigen, dass der Vater täglich seine Medikamente einnehme. Und er sehe, ob er etwas getrunken und gegessen habe. Sie hätten einen Medikamentendosierer zusammengestellt, für den Bedarf Schmerzmittel in einer kleinen Menge bereitgelegt und Herr Raisch konnte den Vater überreden, dass er alle anderen Medikamente zu sich nach Hause nehme. Es stellte sich heraus, dass der Vater vom Hausarzt bereits ein Antidepressivum verschrieben bekommen hatte, dies jedoch bislang nie eingenommen habe.

Herr Raisch hatte den Eindruck, die Fürsorge und die täglichen Treffen täten dem Vater gut. Dieser »klebe« an ihm, frage immer wieder, wann er käme. Die Beraterin gibt zu bedenken, dass die persönliche Begegnung ein wichtiges Mittel gegen Einsamkeit und Suizidalität ist. Dies hilft dem Vater, seinen Tag zu strukturieren. Langfristig könnte es hilfreich sein, dass der Vater weitere Kontakte hat. Er selbst fühle sich genervt und erschöpft. Er habe den Bruder angerufen und ihm davon berichtet. Der Bruder sei auch erschrocken gewesen und wolle den Vater zeitnah besuchen kommen.

Die Beraterin möchte wissen, was Herr Raisch für sich bräuchte. Er gibt an, dass er sich eine Pause wünscht, sich aber im Moment nicht zurückziehen kann. Gemeinsam wird überlegt, welche Entlastungsmöglichkeiten es geben könnte. Verschiedene Angebote und Hilfsmöglichkeiten werden in Betracht gezogen: Gibt es noch jemanden im Freundes- und Bekanntenkreis der Eltern? Gibt es Kontakte zur Nachbarschaftshilfe oder zum Alten- und Servicezentrum? Inwieweit kann sich der Bruder einbringen? Herr Raisch notiert die Ideen und will sie mit seiner Frau besprechen.

Die Beraterin schlägt vor, mit dem Vater den Hausarzt aufzusuchen, um über die gesundheitliche Situation des Vaters, die Suizidgedanken und die Medikamente, insbesondere das Antidepressivum, zu sprechen. Dabei könnte auch besprochen werden, welche medizinischen oder pflegerischen Behandlungen notwendig sind. Ein gemeinsames Gespräch kann sinnvoll sein, wenn der Vater einverstanden ist. Die Beraterin schlägt vor, dass der Vater auch selbst zur Beratung in die ARCHE kommen könnte. Herr Raisch könnte den Vater ermutigen, zu einem gemeinsamen Gespräch zu kommen. So könnte auch die Sichtweise des Vaters einbezogen werden und vielleicht auch eine Motivation entstehen, selbst eine Beratung in Anspruch zu nehmen. Herr Raisch sagt, er wolle es versuchen.

Nach drei Wochen kommt Herr Raisch zu einem dritten Termin. In der Zwischenzeit sei viel passiert. Der Hausarzt sei sehr verständnisvoll gewesen und habe sich viel Zeit für den Vater und Herrn Raisch genommen. Auch die Mutter habe er gekannt. Das Gespräch mit dem Hausarzt habe dem Vater geholfen, offen über sich und seine Situation zu sprechen. Verschiedene Untersuchungen und Kontrolltermine (z. B. Lungenfacharzt) seien angeregt worden und der Hausarzt habe bestätigt, dass er beim Vater eine depressive Entwicklung sehe. Er habe dem Vater dringend geraten, eine Behandlung mit Antidepressiva zu versuchen. Außerdem wolle er den Vater zur Mitbehandlung an einen Facharzt für Psychiatrie überweisen. Er möchte den Vater nun regelmäßiger sehen. Herr Raisch glaubt, dass die klare Art des Hausarztes und die langjährige Arzt-Patient-Beziehung dazu geführt haben, dass der Vater seine Vorschläge gut annehmen konnte.

Herr Raisch hat sich beim Alten- und Servicezentrum über deren Angebote informiert. Er habe dem Vater vorgeschlagen, dort hinzugehen. Aber der Vater habe ihm klargemacht, dass er dort nicht hingehen würde, da seien »nur alte Leute«. Der Vorschlag, einen Essenslieferdienst der Caritas zu nutzen, um täglich ein warmes Mittagessen zu bekommen, habe sich der Vater zumindest angehört. Mit dem Bruder sei besprochen worden, dass er am kommenden Wochenende zu Besuch kommt. Dieser sei überraschend aktiv geworden, rufe den Vater täglich an. So fühle sich Herr Raisch nicht mehr so allein mit der Situation und müsse den einen oder anderen Tag nicht zum Vater fahren. Auch wenn ein Unwohlsein bleibe, habe ihn das entlastet, er habe mehr Zeit mit seiner Familie verbringen können. Für Herrn Raisch sehr überraschend habe der Vater zugesagt, es mit einem Beratungsgespräch versuchen zu wollen. Er wolle aber allein zu einem Termin gehen.

Zwei Tage nach diesem Termin kam der Vater zu einem ersten Gespräch in die Beratungsstelle zu einem älteren Kollegen. Der Vater vereinbart weitere Termine und erhält die Möglichkeit, über seine Lebenskrise und die Trauer nach dem Tod seiner Frau zu sprechen. In der Folge wird er etwas aktiver, besucht täglich das Grab seiner Frau. Dort trifft er regelmäßig eine Witwe, die das Grab ihres Mannes besucht. Es seien gute Gespräche. Jeden Morgen gehe er zu einem Selbstbedienungsbäcker in der Nachbarschaft zum Kaffeetrinken. Dort säßen auch andere ältere Männer, die sich mehr oder weniger unterhalten würden. Er spreche nicht viel mit ihnen, höre aber interessiert zu. Das sei unterhaltsam. Suizidgedanken kämen nur noch vereinzelt vor. Die Angebote des Alten- und Servicezentrums lehne er weiterhin ab.

Herr Raisch hatte ein telefonisches Abschlussgespräch mit der Beraterin der ARCHE. Er berichtet, dass sich die Situation beruhigt habe. Der Vater spreche viel darüber, wie sehr er seine Frau vermisse. Aber er habe für sich einen guten Weg gefunden, zwischen dem Kontakt zum Vater und der Zeit für sich und die Familie. Er freue sich, dass der Vater auch wieder mehr von den Enkeln wissen wolle und in letzter Zeit schon einige Male von sich aus zu Besuch gekommen sei. Herr Raisch will sich bei Bedarf wieder an die Beraterin der Beratungsstelle wenden.

Ein Gruppenleiterteam begleitet gemeinsam eine junge Frau durch die Krise

An einem Freitagnachmittag geht ein Telefonanruf aus dem europäischen Ausland beim Sekretariat der Krisenberatungsstelle ein. Ein Gruppenleiter schildert, dass die Teilnehmerin einer Jugendreisegruppe Suizidgedanken geäußert habe und das Gruppenleitungsteam verunsichert sei, wie in so einer Situation vorzugehen sei. Es wird die Bitte um einen baldigen Rückruf geäußert bezüglich folgender Fragestellungen: »Wie damit umgehen?« und »Wie die Heimreise sichern?«

Der Anrufer ist ein junger Sportpädagoge eines deutschen Aktivreiseveranstalters, der sich mit zwei weiteren Leitenden und 28 Gruppenteilnehmenden zwischen 17 und 25 Jahren in Slowenien auf einer neuntägigen Wander- und Kletterveranstaltung befindet. Es handelt sich um den sechsten Tag der Reise, in drei Tagen ist die Rückreise nach Deutschland vorgesehen. Der anrufende Gruppenverantwortliche kenne die junge Frau seit ca. einem Jahr aus einer früheren Reise. Gitta sei 21 Jahre alt, sehr begeisterungsfähig, fleißig, leistungsmotiviert und immer vorn mit dabei. Sie sei bisher nicht informiert, dass sich die Gruppenleitenden an eine Krisenberatungsstelle in Deutschland gewendet haben. Die Suche nach einer geeigneten Beratungsstelle sei über das Internet erfolgt.

Im Lauf der Beratung wurde vereinbart, das Gespräch »auf laut« zu schalten, sodass alle drei Leitenden vor Ort gleichermaßen in die Beratung einbezogen werden konnten. Bei der heutigen Exkursion zu einem neuen Basislager für eine zweitägige Klettertour habe Gitta einen niedergeschlagenen Eindruck gemacht und gesagt, »hier wäre der richtige, ideale Ort, um ein Ende zu finden«. Sie habe schon früher depressive Phasen gehabt. Ansonsten habe sie dem Pädagogen signalisiert, dass sie »mal ihre Ruhe brauche und allein sein wolle«. Außerdem wolle sie am Abend lieber in ihrem Zelt bleiben und nicht am »social evening« teilnehmen. Des Weiteren plane sie, nicht wie alle anderen in drei Tagen die Heimreise anzutreten, sondern mit einem Freund noch eine Woche lang im Land weiterzureisen. Der Berater ist angespannt, das Leitungsteam fühlt sich überfordert und teilweise sogar hilflos, wünscht sich eine sehr detaillierte Anleitung und Unterstützung für ein strukturiertes Vorgehen.

Es wird ein umgehendes Krisengespräch mit Gitta empfohlen und Folgendes vorbesprochen:

- Suizidalität ansprechen und thematisieren, dass es sich um eine seelische Krise handelt, die aufgrund der Schwere und Dringlichkeit nur mit einem Helferteam zu bewältigen sei;
- Antisuizid-Vereinbarung und Arbeitsbündnis schließen (mündlich, mit Händedruck und Blickkontakt);
- verbindliche tägliche (mehrfache) Beziehungsangebote festlegen;
- empfohlene Rückreise in drei Tagen bahnen und vorbereiten;
- Gitta soll nur mit einer Begleitperson den Zeltplatz verlassen und auf eine vorhandene Handy-Erreichbarkeit achten;
- Kontakt vor Ort in Deutschland aufnehmen zu einer von Gitta genannten Vertrauensperson (zusammen mit Gitta bzw. nach Entbindung von der Schweigepflicht);
- das Leitungsteam soll sich mehrmals am Tag austauschen, ob es das Vorgehen leisten kann oder ob die nächstmögliche Klinik vor Ort (drei Stunden Fahrzeit) aufgesucht werden muss;
- es werden verschiedene Strategien durchgesprochen: Wie können die Gruppenleitenden mit akuten Verschlechterungen des Befindens von Gitta umgehen? Wie können Sie vorgehen, wenn doch eine vorzeitige Rückreise notwendig wird? Wie kann mit Gittas

Wunsch umgegangen werden, doch die einwöchige Rundreise im Land zu machen?

Einige Stunden nach dem vor Ort durchgeführten Krisengespräch findet eine Folgeberatung mit dem Leitungsteam statt. Gitta selbst habe keinen Beratungswunsch. Gitta wird dennoch die Möglichkeit angeboten, bei der Folgeberatung anwesend zu sein. Beim Folgetermin ist neben den drei Leitenden anfangs auch Gitta vor Ort für etwa zwanzig Minuten zugeschaltet. Auf Nachfrage des Beraters nach dem Verlauf des vorbereiteten Gesprächs reagiert das Gruppenleitungsteam erleichtert, fast euphorisch und entlastet, dass Gitta sich im Gespräch öffnen und mitteilen konnte. »Wir haben einen Vertrag geschlossen.« Sie habe sich nach ihrer gemeinschaftlichen Einschätzung glaubhaft von Suizidgedanken und Suizidhandlungen distanzieren können. »Wir haben alles per Handschlag und Augenkontakt besiegelt.«

Da Gitta früher Messdienerin in einer katholischen Gemeinde gewesen war, habe sie Vertrauen zum damaligen Pfarrer und würde zu diesem Kontakt aufnehmen wollen. Allerdings habe sie angegeben, dass eine Heimreise in drei Tagen »meinen Zustand nur verschlechtern« würde. Daher möchte sie entgegen den Empfehlungen an der einwöchigen Reiseverlängerung im Anschluss an die organisierte Reise festhalten. Außerdem hätte Gitta darauf bestanden, dass sie auch allein den Zeltplatz verlassen dürfe bei gegebener Handy-Erreichbarkeit.

Im Termin kann nun eine zusätzliche Einschätzung des Erlebens und der Affektivität von Gitta gewonnen werden. Der Berater versucht, sich einen Eindruck von Gittas aktuellem Befinden und ihren Plänen zu machen. »Sind Sie bereit, für jeden einzelnen Tag bis zu Ihrer Rückreise einen gemeinsamen Plan mit dem Leitungsteam zu erarbeiten, nachdem Sie ja zu diesem Vertrauen gefasst haben?« Gitta möge unter den von ihr genannten Bedingungen gemeinsam mit dem Leitungsteam auch einen Plan B und C entwickeln, wie sie vorgehen wolle bzw. könne, falls es zu größeren Stimmungsschwankungen oder einer erneuten Verschlechterung der Stimmung kommen sollte. Gitta gibt eine knappe bejahende Antwort, bestätigt damit ihre Bereitschaft und Absprachefähigkeit. Zudem wird Gitta kurz über die flächendeckende Versorgung von Krisenberatungsstellen in Deutschland informiert. Da sie in einer größeren deutschen Stadt lebe, seien dort vergleichbare Beratungsstellen gegeben. Gitta wirkt entlastet durch die Teilnahme an der Telefonkonferenz, kann sich zu diesem Zeitpunkt allerdings nicht auf ein ausführlicheres Gespräch einlassen. Das Gespräch wird deshalb im Anschluss ohne Gitta weitergeführt.

In Abwesenheit von Gitta berichten die Leitenden nachträglich, dass sie sich am Nachmittag in den nahegelegenen Fluss begeben wollte, um sich das Leben zu nehmen. Es wird dem Leitungsteam gegenüber klargestellt, dass es sich bei den geschilderten Verhaltensweisen um zwei abgebrochene Suizidversuche handeln würde und ein konsequentes Vorgehen durch das gesamte Betreuungsteam erforderlich sei. Des Weiteren wird noch mal darauf hingewiesen, dass sich die Gruppenleitenden im Austausch stets klar darüber werden müssen, inwieweit sie die Krisenbetreuung leisten können oder ob eine psychiatrische Krisenambulanz aufgesucht werden müsse. Gleichzeitig wird den Verantwortlichen vermittelt, dass auch eine professionelle Krisenintervention keine hundertprozentige Sicherheit bieten kann und so einer unrealistischen Erwartung entgegengewirkt.

Die engagierten Leitenden sind durch die Beratung und Handlungshinweise erleichtert, wenn auch nicht ohne Sorge. Der Berater betont, dass eine engmaschige Begleitung bis zur zeitnahen Rückkehr nach Deutschland die unveränderte Empfehlung bleibt.

Fünf Tage nach der Krisenberatung erhält die Beratungsstelle eine E-Mail des Gruppenleiterteams. Alle Absprachen konnten umgesetzt werden, auch wenn die Gruppenleitenden aufgrund von »Nachtwachen« vor dem Zelt von Gitta »einen Schlafmangel erlitten« hätten. Gitta konnte in den regelmäßigen Kontakten von der nahtlosen Rückkehr nach Deutschland und von der Betreuung durch die genannte Vertrauensperson überzeugt werden. Das Verantwortlichenteam sei gemeinsam mit der Reiseteilnehmerin am Ende der Studienfahrt (Sonntag) nach Deutschland zurückgekehrt.

Die Leitenden verspürten ein Gefühl von Stolz, die schwierige Situation zu einem guten Abschluss gebracht zu haben. Es wurde der Wunsch geäußert, das Geschehene noch mal mit dem Berater im Rahmen einer Videokonferenz zu rekapitulieren. In dieser betonen die Gruppenleitenden, dass der »Teamansatz« als sehr hilfreich erlebt wurde, ebenso die erarbeitete »nahtlose Betreuung« bis zur Ankunft in Deutschland. Die Gruppenleitenden fühlten sich nun kompetenter und handlungsfähiger im Umgang mit einer psychischen Krisensituation.

Erfahrungen aus der Beratung

Angehörige kommen häufig mit dem starken Wunsch nach konkreten Handlungsempfehlungen in die Beratung. Wie in den vorangegangenen Kapiteln immer wieder deutlich wurde, löst die suizidale Krise des Betroffenen starke Gefühle bei allen Beteiligten aus, vor allem Ohnmacht und Hilflosigkeit. In solch einer Situation wollen wir die Kontrolle zurückgewinnen, indem wir aktiv werden und handeln. Wir hoffen, wieder Einfluss auf die Krise des Betroffenen zu gewinnen, die in diesem Moment auch unsere Krise ist. Es ist aber wichtig, an dieser Stelle zu sagen, dass die Ohnmacht und Hilflosigkeit in einer solchen Situation nie ganz aufgelöst werden können. Denn wir haben es einfach nicht in der Hand, ob sich ein anderer Mensch trotz all unserer Bemühungen das Leben nimmt.

Wir haben bereits ausführlich beschrieben, wie wir suizidgefährdete Menschen ansprechen können, um das Suizidrisiko einzuschätzen und den Weg zur Hilfe zu ebnen. Immer wieder berichten uns Betroffene, dass es hilfreich war, dass ihnen »jemand zugehört hat«. Das heißt: Zuhören, interessiert nachfragen ohne zu werten und dabei ganz für den Menschen da zu sein, ist bereits eine der wichtigsten Handlungsstrategien, die Angehörige anwenden können. Ein solches Gespräch führt in der Regel zu einer emotionalen Entlastung. Wenn es gelingt, in einem solchen Gespräch auch die Hoffnung auf eine positive Veränderung zu fördern, ist schon viel erreicht. Mit anderen Worten: Wir tun schon viel, wenn wir zuhören – vielleicht sogar das Entscheidende in einer suizidalen Krise.

Im Gespräch bleiben

Ein Gespräch anzubieten, über das, was den Betroffenen belastet und Hoffnung zu vermitteln, ist eine der wichtigsten Hilfestrategien in suizidalen Krisen.

Vielleicht wird das Angebot nicht gleich angenommen, dann vielleicht beim nächsten Mal. Dranbleiben! Das signalisiert dem Betroffenen: Ich nehme dich wahr und ernst. Es bedarf sicher viel Feingefühl, das Gegenüber nicht zu sehr zu bedrängen, aber auch nicht aus den Augen zu verlieren oder aufzugeben.

Die Gruppenleitenden folgen der Empfehlung des Beraters, die junge Teilnehmerin »nicht aus den Augen zu verlieren« und ein enges Beziehungsangebot zu machen. Dies ist eine weitere Handlungsstrategie: Da sein. Die intensivste Form des Dabeiseins ist eine Sitzwache, also eine ständige und unmittelbare Betreuung, die bei akut suizidalen Personen eingesetzt werden kann. Im Alltag ist das nur kurzfristig möglich, wenn viele Angehörige und Professionelle involviert sind, und kann nur als Überbrückung dienen. Wird deutlich, dass eine solche 24-Stunden-»Überwachung« notwendig ist, sollte eher eine stationäre Krisenintervention in einer psychiatrischen Klinik in Erwägung gezogen werden. Angehörige sollten hier sehr auf ihre eigenen Grenzen achten. Eine solche Form der Begleitung führt schnell zu emotionaler Überforderung und Konflikten zwischen allen Beteiligten. Dranbleiben und da sein kann auch bedeuten, wie im Fall von Herrn Raisch, regelmäßig Zeit miteinander zu verbringen, gemeinsam zu essen und als Gesprächspartnerin zur Verfügung zu stehen.

Angehörige können sich ein Team von Helfenden um die Betroffene bilden. Der Aufbau oder die Aktivierung eines solchen Teams oder Netzwerks kann als eine aktive und hilfreiche Handlung verstanden werden, die die Angehörigen selbst entlastet und der Betroffenen das Gefühl gibt, nicht allein mit ihren Problemen zu sein. Aufgaben zu teilen, wie es das Gruppenleitungsteam getan hat, verteilt die Last auf mehrere Schultern.

Jede Planung zur Unterstützung suizidaler Menschen sollte immer auch die Aktivierung sozialer Kontakte beinhalten. Betroffene können sich zunächst nicht vorstellen, andere Menschen einzubeziehen, aus Scham oder dem oft unterschwelligen Gefühl, eine Last zu sein. In der

Beratung erleben wir sogar aktiven Widerstand. Angehörige sollten sich nicht entmutigen lassen. Herr Raisch bezieht den Bruder und den Hausarzt mit ein. Solche gemeinsamen Absprachen und Aktivitäten fördern das Selbstwirksamkeitserleben aller Beteiligten. Gleichzeitig wird das Gefühl gestärkt, dass »wir« gemeinsam an der Lösung der Probleme und gegen die Suizidalität arbeiten.

Suizidmittel entfernen

Je nach Situation kann es darüber hinaus ganz konkrete Handlungsoptionen geben. In der Beratung von Herrn Raisch schlägt die Beraterin als erste wichtige Handlungsstrategie vor, potenzielle Suizidmittel wegzuschließen. Meist äußern Angehörige an dieser Stelle zu Recht Zweifel. Denn die Betroffenen können andere Wege finden, um sich das Leben zu nehmen. Nicht jede Situation lässt sich absichern (siehe das Kapitel »Was die Wissenschaft weiß – und was nicht«). Die Forschung zeigt jedoch, dass dies eine sehr wirksame Methode zur Suizidprävention ist, da Menschen nicht einfach ad hoc die Suizidmethode ändern, wenn der anvisierte Weg in den Tod nicht (mehr) zur Verfügung steht.

Eine der wichtigsten Strategien der Suizidprävention ist es, Zeit zu gewinnen, bis ein suizidaler Handlungsimpuls wieder abklingen kann. Manche Menschen, die einen Suizidversuch abgebrochen haben, berichten von einer Art »Erwachen« und einem Erschrecken, wenn sie realisieren, was sie gerade tun wollten. Jede noch so kleine Hürde, die den Weg zum Suizidmittel erschwert, kann darüber entscheiden, ob eine impulsive Suizidhandlung vollzogen wird. Diese Chance sollte zum Schutz der Betroffenen genutzt werden.

Das bedeutet ganz konkret, mögliche Suizidmittel wegzusperren oder unzugänglich zu machen. Mögliche Beispiele sind: Medikamente und Chemikalien wegsperren, Autoschlüssel wegnehmen, Seile oder spitze Gegenstände unzugänglich machen. In Deutschland haben nur wenige Menschen Zugang zu Schusswaffen. Jedoch ist auch daran zu denken, wenn im Haushalt oder an anderen Orten Schusswaffen lagern.

Krisenplan erstellen

Gemeinsam mit den Betroffenen einen Krisenplan, auch Sicherheitsplan genannt, zu erstellen, kann eine hilfreiche Maßnahme sein. Im Krisenfall kann der Betroffene darauf zurückgreifen und sich daran orientieren.

Krisenplan

Ein Krisenplan stellt eine Schritt-für-Schritt-Anleitung für Betroffene im Krisenfall dar.

Schritt 1: Woran erkennt der Betroffene eine zunehmende Verschlechterung? Was sind seine Warnzeichen? Wo muss er aufmerksam und präventiv aktiv werden? (Z. B. bestimmte Gedanken oder Gefühle, möglichst noch bevor Suizidgedanken auftauchen.)

Schritt 2: Was sind Beruhigungs- und Ablenkungsstrategien, die sie für sich zunächst anwenden kann, um womöglich eine weitere Eskalation zu verhindern und sich zu beruhigen (z. B. Musik hören, Filme schauen, das Gesicht mit kalten Wasser abwaschen, bewegen), die der Person auch leicht verfügbar sind?

→ Wenn diese Strategien nicht funktionieren, Krisenzeichen oder sogar Suizidgedanken bestehen:

Schritt 3: Wer kann kontaktiert werden, um sich abzulenken durch Gespräche und Kontakt? Wer kann kontaktiert werden, um Hilfe zu bekommen? Hier werden ganz konkret Personen (mit Telefonnummer) benannt, die direkt angerufen werden können.

→ Wenn diese Strategien nicht funktionieren, Krisenzeichen oder sogar Suizidgedanken weiter bestehen:

Schritt 4: Welche professionellen Helfenden können kontaktiert werden? Hier konkrete Einrichtungen (z. B. Krisendienst, Sozialpsychiatrischer Dienst, Fachärztinnen für Psychiatrie oder Psychotherapeutinnen, Ambulanz einer psychiatrischen Klinik) mit Notfallnummern, inklusive Polizei und Notarzt.

Schritt 5: Suizidmittel unzugänglich machen – was kann man tun, um den Betroffenen zu schützen? (Z. B. Medikamente und scharfe Gegenstände wegsperren.)

Eine Ergänzung zum Krisenplan ist der »Unterstützungsplan« (Friedrich & Teismann 2022). Ein solcher Plan soll gemeinsam mit dem Betroffenen erstellt werden. Dies kann das Gefühl bei dem Betroffenen fördern, nicht allein zu sein und unterstützt zu werden. Dabei betonen die Angehörigen in schriftlicher Form ihre Bereitschaft, der Betroffenen zu helfen, und welche wichtigen Aufgaben und Schritte sie im Krisenfall selbst übernehmen können.

Teil des Unterstützungsplans kann sein:

- Das eigene Commitment klar zu benennen: »Ich bin bereit ... zu unterstützen.«
- Hilfe bei der Umsetzung des Krisenplans des Betroffenen zu bieten (z. B. erreichbar und ansprechbar zu sein);
- Dinge, die Angehörige in akuten Krisensituationen tun können, um den Betroffenen zu helfen (z. B. anwesend und präsent sein, wenn eine lückenlose Betreuung notwendig ist), die Zusage, erreichbar zu sein (auch nachts);

- die Betroffene bei der Lösung von Problemen aktiv zu unterstützen;
- den Zugang zu Suizidmitteln zu verhindern;
- Dinge, die Angehörige nicht tun sollten, von denen bekannt ist, dass es die Krise eher eskaliert (z. B. Trigger-Themen oder zusätzliche schlechte Nachrichten, die momentan nicht zu verkraften wären, Angstmachendes);
- ermutigende Sätze oder Handlungen, die dem Betroffenen helfen, sich aktiv und gesundheitsförderlich (Ernährung, Schlaf, Bewegung) zu verhalten;
- Personen, die nicht hilfreich sind und ferngehalten werden sollen;
- Personen, die dem Angehörigen helfen können, z. B. Aufgaben und Hilfemaßnahmen übernehmen, um den Angehörigen zu entlasten, idealerweise sind diese Personen vorab eingeweiht und haben ihre Bereitschaft erklärt;
- Kontaktdaten zu Krisendiensten und Angehörigenberatung, die schnell um Rat und Hilfe für den Angehörigen zur Verfügung stehen;
- Vereinbarung: Wenn es den Angehörigen nicht mehr möglich ist, die vereinbarte Hilfe zu leisten, oder Zweifel bestehen, dass dies ausreichend ist, wird dies transparent der Betroffenen und anderen (professionellen) Helfenden mitgeteilt;
- die Selbstverpflichtung im Notfall: Wenn die Angehörige den Eindruck hat, dass die Betroffene akut gefährdet ist, sich selbst oder anderen etwas anzutun, wird sie eine Krisenhotline, die Polizei und den Notarzt kontaktieren.

Durch diese Form der Vereinbarung, die im Original von allen Beteiligten unterschrieben wird, erhalten die Angehörigen einen klaren Handlungsauftrag von der betroffenen Person. Der Krisenunterstützungsplan betont einen wichtigen Gedanken: Angehörige können Hilfe bis zu einem gewissen Punkt bieten.

Auf die Grenzen des Helfens gehen wir in den nachfolgenden Kapiteln näher ein. Aus Gründen der Selbstfürsorge kann abgewogen werden, ob Betroffene ihren individuellen Krisenplan besser mit professionellen Helfern (Krisenberater, Psychotherapeuten, Psychiater) erarbeiten. Wenn sich Angehörige dies zutrauen und Betroffene damit einverstanden sind, kann dies allen Beteiligten mehr Sicherheit geben.

Weitere wirkungsvolle Handlungsstrategien können sein:

- den Betroffenen fragen, wie man ihn unterstützen kann;
- gemeinsame Zeit verbringen;
- helfen, soziale Kontakte aufzunehmen, um Isolation zu reduzieren;
- Entlastung verschaffen, vor allem von dem, was am meisten Druck macht;
- Aufgaben kurzfristig abnehmen: z. B. Krankschreibung, Schulbefreiung, Klärung von Behördenangelegenheiten, Kinderbetreuung übernehmen;
- Termine vereinbaren und Begleitung bei Arztbesuchen;
- helfen, eine aktive Tagesstruktur aufrechtzuerhalten.

Hope-Box

Die Hope-Box (engl. Hope – Hoffnung) kann für Betroffene ein hilfreicher Anker und Hoffnungsverstärker sein, sich auch in emotional schwierigen Zeiten daran zu erinnern, warum man am Leben bleiben möchte. Die gesammelten Dinge, die für den Betroffenen symbolisch mit den Gründen für das Leben verbunden sind, können z. B. in einer Papierschachtel gesammelt oder im Smartphone gespeichert werden. Enthalten sein können: Videoclips mit nahestehenden Menschen, Lieblingssongs, Bilder, Fotos von Orten, die noch bereist werden wollen (Friedrich &

Teismann 2022). Eine solche Hope-Box wird von den Betroffenen selbst erstellt, häufig gemeinsam mit professionellen Helfenden. Jugendliche scheinen besonders offen zu sein, lebensbejahende Gründe und Hoffnungsstärkendes zu sammeln.

Generell kann die Vereinbarung von kleinen Aufgaben und Handlungsschritten für die nächsten Tage dazu führen, dass der Betroffene wieder eine aktive Rolle einnehmen kann. Für Menschen in psychischen Krisen ist es hilfreich, sich sehr kleine und konkrete Schritte vorzustellen. Weiter in die Zukunft zu planen, überfordert die Betroffenen. Der Berater der Gruppenleitenden rät genau zu diesen kleinen konkreten Vereinbarungen und Schritten – von Tag zu Tag zu planen. 24 Stunden können oft überblickt werden, eine Woche womöglich schon nicht mehr. Angehörige sind hilfreich, weil sie im Moment der Krise und Überforderung auch das große Ganze im Blick haben. Wann dies jedoch besprochen werden kann, ohne den Betroffenen zu überfordern, muss genau abgewogen werden. Suizidale Menschen stehen in der Regel unter innerem Druck. Die Wahrnehmung, dass Entlastung möglich ist, dass es andere Lösungen als den Suizid gibt, fördert die Hoffnung auf Besserung.

Die Unterstützung der suizidgefährdeten Teilnehmerin während eines Auslandsaufenthaltes war sowohl für die Gruppenleitung als auch für den hinzugezogenen Berater im fernen Deutschland eine besonders herausfordernde Situation. Wie die meisten Angehörigen hatten die Gruppenleitenden keine Vorerfahrung mit Krisensituationen. Das klare »Coaching« des Beraters vermittelte Handlungsleitlinien, die durch das Handeln der Leitung auch der jungen Teilnehmerin Orientierung gaben. Ein solches »Coaching« können Angehörige jederzeit in Anspruch nehmen, z. B. bei Krisendiensten, Sozialpsychiatrischen Diensten oder Krisenberatungsstellen.

Die Geschichte von Herrn Raisch ist ein Beispiel für die Situation von Angehörigen älterer Menschen in suizidalen Krisen. Einsamkeit, körperliche Erkrankungen, insbesondere Einschränkungen der Mobilität, Einschränkungen der Sinnesorgane, Altersdepression und (Sinn-) Verluste sind Risikofaktoren für Suizidalität im Alter. Chronische Schmerzsyndrome führen zu Einschränkungen des Lebensradius, des Aktivitätsniveaus und letztendlich zu einer reduzierten Lebensqualität mit erhöhter Wahrscheinlichkeit einer Depression. Eine sich im Alter entwickelnde Schwerhörigkeit wird häufig lange Zeit übersehen und bleibt unbehandelt. Damit einhergehen können sozialer Rückzug und kognitive Defizite, bis hin zu einer demenziellen Entwicklung.

Alter als unterschätzter Risikofaktor

Das Nationale Suizidpräventionsprogramm (NaSPr) weist darauf hin, in »Deutschland steigt die Suizidrate bzw. das Suizidrisiko mit dem Lebensalter an«. Die statistischen Erhebungen zeigen, dass fast Dreiviertel der Suizide in die Altersgruppe der Menschen über 50 Jahre entfällt (Homepage: https://www.suizidpraevention.de/daten-und-fakten/suizidstatistiken-1, abgerufen am 28.03.2025).

Weiter schreiben die Fachleute: »Die Suizidrate der Männer ist in allen Altersgruppen deutlich höher als die der Frauen. Insbesondere steigt sie bei den Männern ab dem 70. Lebensjahr deutlich. Aber auch jede zweite durch Suizid verstorbene Frau ist älter als 60 Jahre.« (ebd.)

Männer nehmen Angebote der Gesundheitsversorgung seltener in Anspruch, wie zum Beispiel körperliche Vorsorgeuntersuchungen oder die Stärkung der psychischen Gesundheit. Die in der Gesellschaft verankerten Stereotype der traditionellen Maskulinität erschwert es Männern oft, sich Hilfe zu holen bzw. Unterstützung in Anspruch zu nehmen. Gatekeeper sind u. a. auch die Angehörigen, die allerdings oft erst sensibilisiert werden müssen (z. B., dass die Symptome einer »Männer-Depression« oft anders aussehen als bei der doppelt so häufigen »Frauen-Depression«). So ist es dem Vater von Herrn Raisch schließlich gelungen, Hilfe anzunehmen.

Frey & Fischer (2021) weisen auf die Gefahr hin, dass wir bei älteren Menschen eher zustimmen als bei jüngeren, wenn sie suizidale Absichten haben. Es wird davon ausgegangen, dass es sich bei älteren Menschen um eine rationale Abwägung im Sinne einer Bilanz am Lebensende handelt. Dieses Abwägen wird von Angehörigen, aber auch von Fachleuten manchmal fälschlicherweise als »objektive Entscheidung« verstanden. Dabei wird aber möglicherweise übersehen, dass auch alte Menschen aufgrund einer Krise und einer suizidalen Einengung nicht in der Lage sind, ihre Lebenssituation objektiv zu beurteilen. Diese Fehleinschätzung kann unter anderem mit negativen Altersbildern in der Gesellschaft zusammenhängen. Das Alter wird eher mit Defiziten und Einschränkungen assoziiert, die das Leben weniger lebenswert erscheinen lassen. Dies kann zu einer Tendenz führen, dem Suizid eher zu zustimmen.

Akute Suizidalität: Wie mit der Angst umgehen?

Eine Krise spitzt sich zu: Drei erwachsene Kinder helfen ihrer Mutter, Unterstützung zu bekommen

Mirijam Vogler, 30 Jahre, älteste Tochter ihrer 55-jährigen Mutter Karin Vogler, ruft in der Beratungsstelle an. Sie sei sehr verzweifelt. Ihre Mutter befinde sich gerade in einer Krise. Diese lebe schon seit einigen Jahren in einer kleinen Mietwohnung, getrennt vom Ehemann und Vater der drei Geschwister. Seit einigen Monaten gehe es der Mutter »sehr schlecht«. Schon kurz nach der Trennung vor zehn Jahren habe sie unter Depressionen gelitten. Damals habe sie bereits einmal auf einem Hochhaus gestanden, danach sei sie einige Tage in einer psychiatrischen Klinik gewesen. Die Mutter bestreitet heute, dass es damals ernst war.

Mirijam Vogler gibt an, sie habe noch zwei jüngere Geschwister, einen Bruder und eine Schwester. Der Vater habe eine neue Partnerin. Allerdings bestehe häufig Kontakt mit allen Geschwistern und Elternteilen, man verbringe gemeinsam die Feiertage und verstehe sich als Familie, so Mirijam Vogler. Die Mutter, Karin, sei alleinstehend. Seit ein paar Wochen schreibe sie immer wieder verzweifelte Kurznachrichten an die anderen Familienmitglieder. In diesen formuliere sie, sie könne nicht mehr und alles habe keinen Sinn mehr. Vor allem ihrem Ex-Mann (dem Vater) mache sie Vorwürfe, dass er schuld sei, dass es ihr so schlecht gehe, berichtet Mirijam Vogler. Die Familienmitglieder seien sehr beunruhigt und man habe »den Familienrat einberufen«. Sie vermuten, dass die Mutter lebensmüde Gedanken haben könnte. Die Tochter gibt an, dass sie und die anderen Familienmitglieder gern

Hilfe und Rat hätten, wie sie mit der Situation umgehen könnten. Die Mutter sei gerade krankgeschrieben.

Gemeinsam mit Mirijam Vogler wird noch am Telefon überlegt, ob es möglich wäre, dass die gesamte Familie mit der Mutter zur Krisenberatung kommt. Ein erster Termin wird vereinbart. Zum ersten Termin kommen dann Mirijam Vogler, der Vater und die beiden jüngeren Geschwister.

Die älteste Tochter beginnt zu erzählen. Sie habe der Mutter den Termin vorgeschlagen. Diese habe aber nicht kommen wollen. Die Mutter habe gesagt, sie habe einen »anderen Termin«. Karin Vogler habe verärgert reagiert: Warum treffe sich die Familie und sie stehe jetzt wieder als »Problemfall« da? Tatsächlich habe sich die Familie vor fünf Tagen, noch vor der telefonischen Anmeldung in der Beratungsstelle in der Wohnung der Mutter getroffen, um ihre Hilfe anzubieten. Das sei eigentlich ein sehr gutes Gespräch gewesen. Karin Vogler habe die Situation zunächst bagatellisiert. Einen Tag später habe sie wieder SMS-Nachrichten an die jüngere Tochter geschickt, in denen sie sich sehr in Not zeigte. Die jüngere Tochter habe im Internet die Adresse der Beratungsstelle recherchiert und vorgeschlagen, dort anzurufen. Mirijam Vogler habe das dann übernommen.

Die Familienmitglieder stellen ihre Anliegen für das Gespräch und ihre Sicht der aktuellen Problemlage dar. Der Sohn, Mario Vogler, 27 Jahre alt, Bankkaufmann, macht sich große Sorgen, ist aber auch sehr verärgert darüber, wie sich seine Mutter verhält und alle anderen mit SMS-Nachrichten »bombardiere«. Ihm habe sie nur einmal geschrieben. Er fühlt sich als derjenige, der am wenigsten helfen kann. Früher hätte er einen sehr engen Kontakt zu seiner Mutter gehabt, heute sei das Verhältnis distanzierter. Er lebe mit seiner Partnerin zusammen, sei deshalb inzwischen »weiter weg von der Familie«. Er wünscht sich von den Beraterinnen praktische Ratschläge. Er denke, seine Mutter müsse »mal wieder eine Therapie machen«.

Die jüngste Tochter, Lisa Vogler, 23 Jahre alt, lebt im Zuge ihres Studiums wieder beim Vater. Sie bekommt viele der alarmierenden Nachrichten von der Mutter, oft auch nachts, schlafe deshalb schon schlechter. Lisa Vogler kommen die Tränen, wenn sie davon erzählt, sie wirkt deutlich überlastet von den Ereignissen der letzten Wochen. Sie könne nicht mehr, habe Angst um ihre Mutter. Sie könne sich kaum auf das Studium konzentrieren. Denn Karin Vogler habe schon einmal versucht, sich das Leben zu nehmen. Sie habe sich dann ihrer Psychotherapeutin offenbart, die damals die stationäre Aufnahme organisiert habe. Aber das sei dann irgendwie nie in der Familie besprochen worden, so ihr Eindruck. Die Mutter habe ihr in letzter Zeit viele Dinge erzählt, die sie den anderen nicht erzählt habe. Sie habe ihr immer wieder von lebensmüden Gedanken berichtet. Lisa Vogler habe dann versucht, sie davon zu überzeugen, dass sie am Leben bleiben müsse, »das könne sie ihr und den Geschwistern doch nicht antun«.

Tochter Mirijam Vogler wiederum sei in letzter Zeit mehrmals zu ihrer Mutter gefahren und habe versucht, mit ihr zu reden, sie zu überreden, Hilfe anzunehmen. Auch ihr habe die Mutter in ihrer Not SMS-Nachrichten geschickt. Sie spüre die Not der Mutter Es gäbe keine Termine bei Psychotherapeuten. Die Mutter würde aber auch alle Vorschläge ablehnen. Sie erwidere dann stets: Das bringe nichts, sie habe alles versucht, nichts helfe ihr. Sie sei eine schlechte Mutter und sei eine Last für alle anderen in ihrem Umfeld. Mirijam Vogler fühle sich hilflos und ohnmächtig, wenn die Mutter dies äußert.

Der Vater und Ex-Ehemann, Reinhard Vogler, 59 Jahre alt, ein eher stiller Mann, Geschäftsführer einer kleinen IT-Firma, meldet sich als Letzter zu Wort. Er schildert noch einmal in sachlichem Ton, »Probleme« mit seiner Ex-Frau zu haben. Er betont, wie sehr er sich seiner Ansicht nach um die Ehe bemüht habe, sie jedoch zu unterschiedlich gewesen seien. Er schätze seine Ex-Frau aber auch und wolle ihr helfen. Sie hätten schließlich gemeinsam Kinder. Es sei aber auch klar, dass eine Beziehung zu ihr nicht mehr denkbar sei. Seine neue Partnerin halte sich zurück, sei der Ex-Frau aber auch wohlgesinnt.

Die Familie begegnet dem Gespräch mit großer Offenheit. Es wird spürbar, wie sehr alle Familienmitglieder durch diese Situation emotional belastet sind. Jeder Einzelne und die Familie als Ganzes tun offensichtlich ihr Bestes, um diese Krise zu bewältigen. Die unterschiedlichen emotionalen Reaktionen der Familienmitglieder scheinen den Beraterinnen sehr verständlich und nachvollziehbar. Die Beraterinnen versuchen, mit Familie Vogler alle Informationen zu sammeln, die eine erste Einschätzung der Suizidalität der Mutter aus der Ferne ermöglichen. Es wird jedoch betont, dass die Mutter dringend ermutigt werden muss, sich bei einer Fachstelle oder einer Fachärztin vorzustellen. Denn ihr Suizidrisiko könne nur in einem persönlichen Gespräch mit ihr selbst geklärt werden. Die Familie hält dies für schwierig. Die Mutter lehnt es ab.

Die beiden Mitarbeiterinnen der Beratungsstelle schlagen vor, gemeinsam laut über mögliche wichtige nächste Schritte und ihre Einschätzung des inneren Zustands der Mutter nachzudenken. Die Familie ist einverstanden und hört zu. Ob die Mutter mit der inneren Not momentan nicht anders umgehen könne als diese über die Kurznachrichten »loszuwerden«? Ein Gedanke der Beraterinnen ist, dass diese Hilferufe gehört werden sollten, aber auch begrenzt bzw. kanalisiert werden müssten.

Die Töchter greifen den Gedanken auf. Sie sind entschieden, sie wollen die Mutter noch einmal deutlich ansprechen und sie ermutigen, sich Hilfe zu holen. Gemeinsam werden Formulierungen überlegt, wie Karin Vogler am besten motiviert werden kann, Hilfe anzunehmen. Die Botschaften sollen lauten: »Mama, du bist uns wichtig, wir wollen, dass es dir besser geht. Wir sehen, dass du in Not bist. Wir glauben, dass es Hilfe gibt. Wir wollen dir helfen.« Der Ex-Mann könnte sich im ersten Schritt zurückhalten, da vermutlich eher Vorwürfe und Wut über die damalige Trennung bei Karin Vogler aufkämen.

Die Familienmitglieder überlegen außerdem, wie sie auf die SMS-Nachrichten reagieren könnten. Sie wollen Folgendes versuchen: Mit Karin Vogler soll besprochen werden, dass sie in ihrer Not nur eines der Kinder ihrer Wahl anruft. Damit wird ihr ein Angebot gemacht, aber gleichzeitig auch eine Grenze gesetzt. Mario Vogler, der Sohn, ist skeptisch, ob das funktionieren wird, erklärt sich aber wie die anderen zwei bereit, sich zur Verfügung zu stellen.

Ein Vorschlag ist, dass sich alle anderen Familienmitglieder telefonisch melden können, um sich gegenseitig zu entlasten oder auch Aufgaben untereinander aufzuteilen. Es wird auch überlegt, ob es weitere hilfreiche Personen gibt, die die Familie und Karin Vogler unterstützen könnten. Die Beraterinnen informieren über die Möglichkeit, sich als Angehörige vom psychiatrischen Krisendienst rund um die Uhr telefonisch »coachen« zu lassen, wenn die Situation schwierig wird. Es wäre allerdings noch besser, wenn die Mutter selbst dort anrufen könnte.

Im letzten Teil des Gesprächs informieren die Beraterinnen die Familienmitglieder darüber, was zu tun ist, wenn der Eindruck entsteht, dass Karin Vogler kurz vor einer suizidalen Handlung steht. Dazu werden typische Warnsignale beschrieben. Wenn sie andeutet, eine Handlung durchzuführen, sich auf den Weg macht, Suizidmittel hat, sich nicht aufhalten lässt. Dann müsse der Rettungsdienst und die Polizei verständigt werden. Sie dürfe nicht allein gelassen werden, notfalls auch gegen ihren Willen. Dann liege ein lebensbedrohlicher Notfall vor.

Wenn Karin Vogler vage Aussagen macht und sich nicht klar distanzieren sowie glaubhaft versichern kann, in den nächsten Tagen keine Suizidhandlung zu begehen, ist dies ebenfalls als sehr gefährlich einzustufen. Dann sollten die Geschwister zusammenkommen, die Mutter nicht allein lassen und, wenn möglich, die Suizidmittel entfernen. Man solle versuchen, sie zu motivieren, eine psychiatrische Notfallambulanz aufzusuchen. Die älteste Tochter Mirijam Vogler notiert sich die zuständige Klinik.

Außerdem könne die Familie durch den Krisendienst unterstützt werden, notfalls könne ein Interventionsteam vor Ort kommen. Die Familie ist dankbar für die Idee und die Möglichkeit. Lisa Vogler gibt an, dass das Besprechen eines solchen Notfalls sie im Moment sehr verunsichere, aber auch Klarheit vermittle. Die Beraterinnen wollen auch von den anderen dreien wissen, ob sich alle momentan mit dem Besprochenen sicherer fühlten. Die Familienmitglieder geben an, sie wüssten, was die nächsten Schritte seien, das habe ihnen geholfen.

Die Familie möchte einen weiteren Termin in 14 Tagen zur Beratung vereinbaren. Abschließend ermutigen die Beraterinnen noch einmal, die Mutter zum nächsten Gespräch explizit »einzuladen« und ihr von dem Gespräch zu berichten. Karin Vogler könnte gern auch weitere Personen mitbringen, die hilfreich wären, um die aktuelle Krise zu bewältigen.

Fünf Tage später ruft Mirijam Vogler an und spricht mit einer der beiden Beraterinnen. Es sei am Wochenende nach dem Gespräch in der Beratungsstelle »eskaliert«. Die Mutter habe sich zunächst offen gezeigt, zu einem nächsten Termin zu kommen. Sie habe zugestimmt, einzelne Geschwister im Bedarfsfall direkt anzurufen, statt zu schreiben. Das Gespräch habe sich »positiv auf alle ausgewirkt«. Doch dann habe die Mutter abends wieder Nachrichten geschickt und »sich nicht an die Abmachung gehalten«. In einer ihrer Nachrichten an die jüngste Tochter habe sie sich »verabschiedet«. Lisa Vogler habe daraufhin den Krisendienst angerufen und sich von dem dortigen Mitarbeiter beraten lassen.

Gleichzeitig sei Mario Vogler zur Mutter gefahren. Die Mutter habe ihm zunächst nicht öffnen wollen und habe verärgert gewirkt. Auf Anraten und mit Hilfe der telefonischen Beratung des Krisendienstes gelang es dem Sohn, Karin Vogler zu überreden, mit ihm in die zuständige psychiatrische Klinik zu fahren. Im Gespräch mit dem aufnehmenden Arzt stellte sich heraus, dass Karin Vogler in suizidaler Absicht eine größere Menge Schmerzmittel und Antidepressiva einnehmen wollte. Die Fachärztin der psychiatrischen Klinik habe die Mutter stationär aufgenommen, da sie sich nicht eindeutig und glaubhaft von der akuten Suizidalität distanzieren konnte.

Zum zweiten Gespräch kommen die Töchter, der Sohn und der Vater wieder gemeinsam. Karin Vogler sei seit zehn Tagen in der psychiatrischen Klinik. Die Familie schildert den beiden Beraterinnen noch einmal die Ereignisse des Abends, an dem die Mutter schließlich von ihrem Sohn in die Klinik gebracht und dort aufgenommen wurde. Alle seien sehr erschrocken gewesen, dass sie offenbar ernsthaft eine suizidale Handlung geplant habe. Mario Vogler schildert noch einmal ausführlich die Situation vor Ort und wie es ihm schließlich gelungen sei, seine Mutter zu überzeugen, in die Klinik zu gehen. Die Beraterinnen bestätigen, wie wichtig und richtig das Handeln der Familienmitglieder war und dass sie die Situation gemeinsam gut gemeistert hätten.

Die Töchter haben in den ersten zwei Tagen kurz mit der Mutter telefoniert und ihr auch ein paar Kleidungsstücke in die Klinik gebracht. Dabei sei Karin Vogler sehr zurückhaltend gewesen.

Reinhard Vogler glaubt, seine Ex-Frau sei auf alle wütend, »weil wir sie eingesperrt haben«. In den letzten vier Tagen habe sie jeden Kontaktversuch abgeblockt, sich auch nicht von selbst gemeldet. Lisa Vogler hofft, dass ihre Mutter auch dankbar sei, dass man sie aufgehalten hat. Der Sohn meint, man solle sie vielleicht erstmal in Ruhe lassen. Mirijam Vogler widerspricht. Sie habe die Zustände in der Klinik bei einem kurzen Besuch gesehen, es sei »kein guter Ort für ihre Mutter«. Es gehe ihr offensichtlich sehr schlecht, in der Klinik bekomme sie endlich die richtige Hilfe, entgegnet der Bruder. Die letzte Information ist, dass die Mutter die Klinik an einem der nächsten Wochenenden für ein paar Stunden verlassen möchte. Lisa sagt, das mache ihr Angst. »Was ist, wenn etwas passiert, wenn sie wieder zu Hause ist und allein ist? Wie können wir sicher sein, dass sie sich dann nichts antut?«

Eine der Beraterinnen greift die Sorge auf und gibt zu bedenken, dass es grundsätzlich keine Garantie gibt, dass so etwas nicht passiert. Das Risiko für eine Suizidhandlung sei vor allem nach der Entlassung aus der Klinik bei Menschen, die wegen psychiatrischer Erkrankungen und Suizidalität in stationärer Behandlung waren, erhöht. Es ist also tatsächlich Vorsicht geboten. Die Beraterin versucht aber auch Ruhe zu vermitteln, indem sie darauf hinweist, dass das Klinikpersonal dies ebenfalls weiß und man davon ausgehen dürfe, dass vonseiten der Klinik solche Probeübernachtungen oder Entlassungen gut vorbereitet würden.

Reinhard Vogler wirft ein, dass für ihn völlig unklar sei, ob seine Ex-Frau in der Klinik wirklich alle ihre Probleme besprechen würde. Mirijam Vogler habe auf Wunsch der Mutter noch den Briefkasten geleert und »viele ungeöffnete Briefe« gefunden. Sollten sie diese nun öffnen, um die Mutter vor größerem Schaden zu bewahren? Vielleicht habe sie noch größere Probleme, als alle denken. Mirijam entscheidet sich dagegen. Klar ist, dass ihre Mutter in der Klinik zu diesem Zeitpunkt keine Schweigepflichtentbindung für ihre erwachsenen Kinder hinterlegt hat. Das Stationspersonal und die zuständige Ärztin hätten sich darauf berufen. Sie dürften also keine Auskunft geben. Die Ärztin sei schwer erreichbar. Das Stationspersonal habe immer wieder ermutigt, das Patiententelefon anzurufen oder versprochen, der Mutter zu sagen, sie solle ihre Kinder zurückrufen.

Die Familienmitglieder sind unsicher, ob sie die Mutter jetzt kontaktieren sollen. Die Meinungen gehen auseinander – sie in Ruhe lassen oder aktiv um Kontakt bitten. Auch die Beraterinnen bestätigen, dass es im Moment schwer einzuschätzen ist. Karin Vogler deutet in ihren Vorwürfen an, dass sie die Familie für ihre Not verantwortlich macht. Sie fühle sich alleingelassen. Sie stoße die Familienmitglieder in ihrer Wut zurück, aber sie habe auch schon Hilfe angenommen. Es bestehe die Hoffnung, dass die Konflikte geklärt werden könnten. Trotz des geäußerten Ärgers und der Vorwürfe sei es häufig für Betroffene hilfreich, wenn Angehörige »dranbleiben«, ein stabiles Beziehungsangebot formulieren: Wir respektieren deine Grenzen. Wir verstehen, dass du jetzt Ruhe brauchst. Wir sind trotzdem für dich da. Sag uns Bescheid, wenn du Kontakt zu uns haben möchtest.

Bezogen auf die Psychiatrie und die vielen Unsicherheiten der Familienmitglieder empfehlen die Beraterinnen auch hier, Kontakt aufzunehmen, sich nicht verunsichern zu lassen. Auch wenn die Mutter nicht sprechen möchte, könnten die Kinder und der Ex-Mann der Klinik zumindest anbieten, ihre Sichtweise einzubringen, die für die Behandelnden eventuell hilfreich ist. Auch könnten die Familienmitglieder ihre Fragen an die Klinik richten. Inwieweit diese zu diesem Zeitpunkt beantwortet werden können, bleibe aber abzuwarten. Die Beraterinnen erläutern weiter, wie stationäre Behandlungen in der Regel ablaufen und welche Möglichkeiten der ambulanten Weiterbehandlung es gibt. Immer unter dem Vorbehalt, dass eine genaue Behandlungsplanung durch das Behandlungsteam der Klinik aufgrund der dort gestellten Diagnose und gemeinsam mit Karin Vogler erfolgt. In diesem Gespräch habe man noch keine ausreichenden Informationen darüber.

Im weiteren Verlauf dieses zweiten Gesprächs tauschen sich die Familienmitglieder über ihre aktuelle Situation aus. Lisa Vogler möchte schon lange mehr für sich selbst tun, sie wolle selbstständiger werden, beim Vater ausziehen. Ihre beiden Geschwister wie auch ihr Vater ermutigen sie: »Lisa, mach das!« Reinhard Vogler gibt an, sehr in die Arbeit eingebunden zu sein, sich dadurch aber auch ablenken zu können. Mario Vogler sagt, er wolle sich für ein paar Tage zurückziehen und mit seiner Freundin verreisen. Er brauche das, sein »Akku« sei leer. Seiner Meinung nach sollten alle in der Familie das tun und mehr auf sich achten. Mirijam Vogler sagt, es falle ihr schwer, aber sie wolle versuchen, sich in den nächsten Tagen mehr auf ihre Arbeit zu konzentrieren, es sei viel liegen geblieben.

Die Beraterinnen empfehlen, sich in der Klinik weitere Informationen einzuholen, sobald die Behandelnden zu einer Einschätzung der psychischen Probleme von Karin Vogler gekommen sind und möglicherweise ein Behandlungsplan und eine Diagnose bestehen.

Am Ende des zweiten Gesprächs äußern die Familienmitglieder, dass trotz allem Besprochenen eine gewisse Anspannung und Unsicherheit bleibe, wie es mit Karin Vogler weitergehen soll. Wird sie in der Lage sein, eine Behandlung zu akzeptieren? Was, wenn sie erneut in eine suizidale Krise gerät? Ein gemeinsamer Folgetermin wird erst mal nicht vereinbart. Die jüngste Tochter entscheidet, zu einem Einzelgespräch bei einer der beiden Kolleginnen zu kommen.

In einem Einzelgespräch mit einer der beiden Beraterinnen zwei Wochen später, in dem es erneut um Lisa Voglers Gefühle gegenüber ihrer Mutter geht, berichtet sie, dass es der Mutter deutlich besser gehe. Sie habe sich kurz nach dem letzten Beratungsgespräch Besuche von den Kindern gewünscht. Die behandelnde Ärztin hätte ein Gespräch mit den Angehörigen empfohlen. Ihre Mutter habe sich jedoch dagegen entschieden. Sie habe Lisa erzählt, dass die Ärztin eine schwere depressive Störung diagnostiziert habe und sie heute dankbar sei, dass ihr Sohn sie in die Klinik gebracht habe. Sie sei froh, überlebt zu haben und Hilfe zu bekommen. Ihre Nachrichten und Suizidgedanken seien ihr heute sehr unangenehm, sie schäme sich dafür. Karin Vogler sei gerade aus dem Krankenhaus entlassen worden und verbringe mehr Zeit mit ihren Kindern. Sie sei fröhlicher und hoffnungsvoller. In der folgenden Woche werde sie wieder arbeiten gehen. Die verschriebenen Antidepressiva nehme sie ein und suche aktiv einen Therapieplatz. Ein weiteres Familiengespräch in der Beratungsstelle sei im Moment nicht nötig.

Der Schock: Eltern werden überrascht vom Suizidversuch ihres Sohnes

Ein Elternpaar kommt mit hoher Anspannung in die Beratung. Der 19-jährige Sohn, Jonas, hätte vor einer Woche ohne die geringsten vorherigen Anzeichen einen Suizidversuch unternommen, nach kurzer somatischer Abklärung wäre er nun auf eine psychiatrische Station verlegt worden. Er hätte den Suizidversuch selbst abgebrochen und rechtzeitig die Rettung gerufen, sodass er zwar vorher eindeutig mit

Todesabsicht gehandelt hat (was die tödliche Wirkung der Tablettenmenge anbelangt), aber dann auch für sein Überleben gesorgt hat.

Für die Eltern sind die Umstände unklar, die zum Suizidversuch ihres Sohnes geführt haben. Jonas war vor einem halben Jahr in eine WG in der selben Stadt gezogen, es hätte viel und guten Kontakt gegeben. Er wäre erst vor Kurzem von einem mehrwöchigen Auslandsaufenthalt sehr beschwingt und voller Tatendrang zurückgekehrt. Die Eltern sind im Gespräch noch vollkommen schockiert und wissen überhaupt nicht, wie sie sich verhalten sollen. Sie haben große Ängste, dass ihr Sohn einen nächsten Suizidversuch unternehmen könnte, den er dann nicht überlebt. Sie möchten nichts schlimmer machen, fühlen sich tief verunsichert und hilflos, wann und wie sie ihrem Sohn gegenübertreten könnten. Zudem äußert er sich nicht klar und ist sehr schweigsam.

Im Gespräch steht deshalb im Vordergrund, den Blick von den massiven Ängsten, es könnte gleich wieder passieren, auf den glücklichen Umstand zu lenken, dass Jonas lebt. Das steht über allem. Er hat sich in letzter Minute für das Leben entschieden und er wird keine Schäden davontragen – das war medizinisch geklärt. Es nützt Jonas nicht und den Eltern noch weniger, wenn sie »durchdrehen«. Gemeinsam werden mögliche Gründe erwogen, warum Jonas momentan keine Telefonate annimmt und immer wieder Vorwände findet, warum man ihn gerade nicht besuchen könne. Von der Klinik ist keine Auskunft zu bekommen, da Jonas volljährig ist und die Schweigepflicht gilt. Vielleicht ist er selbst noch geschockt über das Geschehene? Vielleicht gibt es Gefühle von Scham? Von Versagen? Vielleicht ist er noch so durcheinander, dass er seinen Zustand nicht in Worte fassen könnte? Vielleicht hat er Angst vor den Gefühlen der Eltern? Vor ihren Fragen? Vielleicht ist es jetzt erst mal notwendig, den Abstand, den Jonas vielleicht möchte, zu respektieren?

Im Gespräch wird klar, dass Jonas, obwohl er in seiner WG gelebt hat, doch noch ganz in alle familiären Abläufe und Kommunikationen eingebettet war. Die Eltern wissen um seine Autonomiebedürfnisse und haben ihm schon lange viele Freiheiten gelassen, gleichzeitig gab es kaum etwas, das die Eltern von ihm und seinem Alltag nicht wussten. Außer – und das ist ein Teil des Schocks – seine offenbar schlechte Befindlichkeit, die ihn fast in den Tod geführt hätte.

Die Eltern machen sich große Vorwürfe, das nicht mitbekommen zu haben bzw. scheinbar eine familiäre Kommunikationskultur zu haben, in der es Jonas nicht möglich war, seinen miserablen Zustand anzusprechen. So selbstbeschuldigend sehen sie es momentan. Nun wollen sie alles tun, um erstens wieder Kontakt zu Jonas zu bekommen, zweitens den Kontakt ausschließlich positiv und konstruktiv zu gestalten und drittens an der von ihnen angezweifelten familiären Kommunikationskultur etwas zu verbessern.

Die Beraterin kann gut nachvollziehen, wie diese Impulse entstehen, betont allerdings, dass dies eine Überforderung sei, die möglicherweise auch nicht zum gewünschten Ergebnis führt. Die erste Beratungsstunde endet damit, dass die Beraterin versucht, den Eltern größtmögliche Beruhigung zu vermitteln. Sie mögen sich bitte bis zum nächsten Termin immer wieder sagen: Jonas lebt, er ist jetzt in Sicherheit, er sucht die Autonomie. Sollte sich ein Kontakt ergeben, genüge es zu kommunizieren, wie froh die Eltern sind, dass Jonas überlebt hat, und ihre Zuneigung ausdrücken. Das könne im besten Fall ein Türöffner sein.

Im bald darauffolgenden zweiten Gesprächstermin erfährt die Beraterin, was sich in der Zwischenzeit verändert, hat: Es hätte ein paar wenige kurze Chats über einen Messenger gegeben. Die Eltern hätten es geschafft, Jonas nicht zu bedrängen, sondern nur das in der

Beratungsstunde Besprochene zu übermitteln. Jonas hätte geantwortet, kurz und eher sachlich, aber überhaupt etwas von ihm zu hören bzw. in dem Fall zu lesen, war eine Riesenerleichterung für die Eltern. Jonas meide aber weiterhin Besuche. Die Eltern zögern selbst, mit den Ärztinnen Kontakt aufzunehmen.

Im Rahmen dieser Beratungsstunde spricht die Beraterin vor allem über die weiterhin bestehenden enormen Ängste der Eltern, im Kontakt mit Jonas etwas falsch zu machen. Einerseits halten sie es kaum aus, nicht so nah an ihrem Sohn dran zu sein, wie in all den Jahren vorher. Gleichzeitig ist die Verunsicherung so groß, dass sie keine Idee haben, wie sie sich ihrem Sohn nähern könnten. Es könnte alles das Verkehrte sein und Jonas erneut in den Tod treiben. Deshalb sprechen sie ausführlich darüber, was Jonas guttun könnte und wie grundlegende Botschaften der Eltern gesetzt werden könnten:

- Wir sind unendlich froh, dass du lebst.
- Wir sind so froh, dass es dich überhaupt gibt.
- Du bist wichtig für uns.
- Wir respektieren deine Wünsche nach Abstand und Eigenständigkeit.
- Wir würden uns über Kontakt mit dir sehr freuen.
- Was passiert ist, ist passiert. Vielleicht magst du uns irgendwann mal was dazu erzählen, aber das ist jetzt nicht notwendig.
- Wir wünschen dir, dass du dir helfen lässt, um mit dem Geschehenen zurechtzukommen und für die Zukunft etwas zu entwickeln.
- Wir erwarten nicht, dass du dir von uns helfen lässt, das können wir wahrscheinlich auch nicht oder nicht wirklich gut, wir sind einfach deine Eltern und du gehst deinen Weg.
- Wir nehmen jede Rückmeldung von dir gern an, was aus deiner Sicht in Zukunft anders sein soll, was wir ändern könnten, wir zweifeln gerade an uns und sind jederzeit bereit, dazuzulernen.

Beim dritten Gesprächstermin wirken die Eltern etwas entlastet. Jonas hatte einem kurzen Besuch auf der Station zugestimmt, hatte aber vorher signalisiert, dass er nicht sprechen möchte. Sie hätten ein paar Belanglosigkeiten ausgetauscht, aber das wäre okay gewesen. Es hat große Mühe gekostet, Jonas nichts zu fragen. Aber es war ein intensives Aufatmen, als sie ihren Sohn sehen durften, und er hätte sogar eine kurze Umarmung zugelassen. Von sich aus hätte er kurz angemerkt, es hätte nichts mit ihnen zu tun.

Die Beraterin erörtert in Varianten das Thema, dass die Eltern alles zu einhundert Prozent richtig machen wollen, um Jonas nicht zu schaden. Sich von diesem Anspruch zu verabschieden, ist ein großes Stück innere Arbeit. Erneut bespricht die Beraterin, dass es immer möglich ist, von sich selbst zu reden, und dass es durchaus erlaubt ist, auch von eigenen Ängsten zu sprechen.

Gleichzeitig braucht Jonas Eltern, die diese unerwartete Wendung im Leben aller Familienmitglieder aushalten. Es nützt ihm nichts (und verursacht eher Schuldgefühle), wenn die Eltern zusammenbrechen. Das heißt, dass die Eltern sich bewusst gegenseitig stützen, darauf achten, die Basics des Lebens nicht zu vernachlässigen (schlafen, essen, sich bewegen) und sich nicht mit einer Ursachenforschung martern. Kausalitäten herzustellen ist ja oft der Wunsch von Menschen, gerade in unübersichtlichen Situationen. Meist sind Situationen, die so gefährlich geworden sind wie der Suizidversuch von Jonas aber so hochkomplex, dass es keine einfachen Antworten gibt. Und schon gar nicht so schnell.

Bis zum nächsten Termin entsteht eine längere Pause. Dann kommt nur der Vater, die Mutter ist verhindert. Die Beraterin erfährt, dass der Vater seit einiger Zeit selbst in einer sehr belastenden beruflichen Situation ist und vor Kurzem angefangen hat, antidepressive Medikamente zu nehmen. Er ist immer noch entsetzt über das Geschehene und denkt viel über sich nach, welches Modell er wohl für seinen Sohn war und ist. Er fragt sich, ob seine eigene Lebenseinstellung den Sohn geprägt haben könnte. Er hat an sich selbst, seine Leistungen und an sein Umfeld sehr hohe Ansprüche. Er selbst erfüllt diese in hohem Maß. Er dachte immer, er hätte gleichzeitig genug Leichtigkeit und Lockerheit vermittelt, merkt aber nun an seiner eigenen Krise, dass er doch dazu neigt, alles mit sich selbst auszumachen und unbewusst nach außen eine schwer durchdringliche »glatte« Fassade zu zeigen.

Die Beraterin bespricht mit ihm, wie er einen Teil dieser Selbstreflexion in einen der nächsten Kontakte mit Jonas einbringen könnte. In diesem Gespräch wird spürbar, wie sich die Haltung des Vaters verändert – vom perfekten Vater zum verletzlichen Gegenüber auf Augenhöhe.

Die Beraterin fragt den Vater auch, wonach ihm am meisten der Sinn stünde, und nach kurzem Nachdenken kommt die Antwort, die deutlich von innerer Bewegung getragen ist: Am liebsten möchte er mit Jonas einfach mal verreisen, zusammen etwas Neues erleben. Es entstehen positive Zukunftsaussichten, die den Vater sichtlich entlasten.

In diesem Gespräch erfährt die Beraterin, dass Jonas selbst sich ein Gespräch in der Klinik mit seinen Ärztinnen und den Eltern gewünscht hat. Dabei sei ein Entlassdatum anvisiert worden. Die Frage, die alle umtreibt, ist: Was ist danach? Wie soll der gemeinsame Alltag aussehen? Wer unterstützt? Geht Jonas in eine Therapie, ist er bereit, findet sich jemand? Gibt es eine Nachbehandlung?

Bisher lehnt Jonas es zum Leidwesen der Eltern ab, sich einen Therapieplatz zu suchen. Er signalisiert klar, dass er leben möchte, und trägt viele Zukunftsimpulse in sich. Die Sorge über das Nicht-Sprechen bleibt allerdings im Umfeld des jungen Mannes bestehen.

Im letzten Gespräch mit den Eltern erfährt die Beraterin, dass Jonas mit seinen Freunden sehr offen über das Thema Lebensmüdigkeit und die Umstände seines Suizidversuchs spricht. Er habe sogar einer Freundin, der es sehr schlecht ging, geraten, sich eine Psychotherapeutin zu suchen. Die Beraterin teilt den Eltern ihren Eindruck mit, dass Jonas sich dem Thema nun offenbar annähert, auch wenn es noch über einen Umweg ist. Manchmal sei es notwendig, sich erst wieder im Leben ganz alltagspraktisch zu stabilisieren, bevor Reflexionen möglich werden und die innere Arbeit beginnt. Der Abstand zum eigenen Abgrund ist nötig, um dann – begleitet – hineinschauen zu können.

Erfahrungen aus der Beratung

Die Erfahrung mit Menschen in suizidalen Krisen zeigt, dass nicht jede Person, die Suizidgedanken hat, zu ihrem Schutz in einer psychiatrischen Klinik aufgenommen werden muss. Wie bereits beschrieben (siehe S. 48 ff.), durchlaufen die Menschen meist einen inneren Prozess von der Erwägung eines Suizids mit noch klar vorhandenem Lebenswunsch, über eine Zeit hoher Ambivalenz zwischen Leben und Tod, bis hin zu einer Entscheidung für eine suizidale Handlung mit starken Umsetzungsimpulsen. Dies zeigt uns, dass in einer frühen Phase Hilfe möglich ist. Wie im Eingangskapitel dargestellt kann Suizidalität als ein Lösungsversuch verstanden werden, um eine unerträglich erlebte Lebenssituation zu beenden.

Angehörige kommen manchmal mit dem nachvollziehbaren Wunsch zu uns, die Suizidalität »wegzumachen«. Damit verbunden ist dann die Erwartung, der Betroffene müsse nur schnell in eine Klinik gebracht werden, um dort Hilfe zu erhalten. Angesichts der Ohnmacht und Hilflosigkeit, die entsteht, wenn z. B. in der Familie ein Mensch Suizidgedanken äußert, ist dieser Wunsch nachvollziehbar. Jedoch müssen wir häufig noch weitere Wege mit den Angehörigen und den Betroffenen gehen. Wir haben einige Beispiele hierzu vorgestellt.

Ob Unterstützung durch eine Beratungsstelle oder durch eine Klinik: An dieser Stelle möchten wir betonen, dass ein suizidaler Mensch möglichst immer in Kontakt mit professionellen Helfenden kommen sollte (Ärztinnen, Psychotherapeuten, Krisenhelfende), denn das Risiko, dass eine solche suizidale Krise tödlich endet, ist zu hoch. Wenn Suizidalität als Hilferuf verstanden werden kann, sollte er gehört werden und mit allen Beteiligten, dem Betroffenen, den Angehörigen und den professionellen Helfenden, eine passende Antwort gefunden werden. In Situationen akuter Gefährdung ist häufig eine psychiatrische Klinik die passende Anlaufstelle.

Die stationäre Aufnahme

An dem Fallbeispiel der Familie Vogler haben wir gesehen, dass in suizidalen Krisen eine stationäre Aufnahme notwendig werden kann. Die Familie hat richtig reagiert und Schlimmeres verhindert.

Eine solche Krisensituation ist für fast alle Beteiligten, abgesehen vom Klinikpersonal, das hier Routine hat, eine große Belastung. Selbst Krisenhelfende, denen die Abläufe einer stationären Einweisung vertraut sind, berichten, dass dies regelmäßig Stressreaktionen auslöst. Das ist vor allem der Fall, wenn gegen den Willen der Betroffenen gehandelt werden muss. Die Betroffenen selbst berichten verschiedenste Gefühle von Wut, Angst, Scham und Hilflosigkeit.

Gerade wenn die suizidale Einengung maximal ist und die Selbsttötungsabsicht besonders ausgeprägt ist, wird ein starker Widerstand spürbar. Wenn dann keine Bereitschaft ist, sich Hilfe zu holen, um die eigene Entscheidung zum Suizid noch einmal zu überdenken, muss häufig gegen dessen Willen gehandelt werden. Immer wieder zeigen sich Betroffene später erleichtert, dass sich jemand von außen gegen diese starken Impulse gestellt hat, der selbstdestruktive Prozess unterbrochen wurde und dem Betroffenen dadurch das Leben gerettet wurde. Im Fallbeispiel von Karin Vogler wurde sie rechtzeitig aufgehalten, noch bevor es zu einem Suizidversuch kam. Wir erfahren nicht, wie stark Karin Voglers suizidale Absicht und Umsetzungsimpulse waren. Offensichtlich erschien dem Klinikteam eine stationäre Behandlung zu diesem Zeitpunkt notwendig.

Was tun bei akuter Suizidgefahr?

Woran erkennen Angehörige eine akute Suizidalität, d. h. einen Notfall, der eine unmittelbare Klinikeinweisung notwendig macht?

- Wenn sie die begründete Befürchtung haben, dass der Betroffene sich in den nächsten Minuten oder Stunden etwas antun könnte.
- Wenn der Betroffene sich verabschiedet oder konkret ankündigt, sich in den nächsten Minuten oder Stunden das Leben zu nehmen (z. B. durch Abschiedsbrief, Nachrichten und Anrufe).
- Wenn die Betroffene bereits Vorkehrungen getroffen hat und auf dem Weg zum gewählten Ort ist.

Wie können Angehörige handeln?

- Verständigen Sie die Polizei (Tel. 110) und den Notarzt (Tel. 112): Sagen Sie, dass die Betroffene akut suizidal ist und angekündigt hat, sich das Leben zu nehmen. Nennen Sie deutlich die entsprechenden Hinweise und den Aufenthaltsort.

- Zögern Sie nicht, sich selbst Unterstützung zu holen: Familie, Freundinnen, Bekannte oder professionelle Helfende, wie z. B. der psychiatrische Krisendienst.
- Eigensicherung – bringen Sie sich nicht selbst in Gefahr.

Wenn Betroffene wie Karin Vogler zu ihrem eigenen Schutz motiviert werden können, eine Klinik aufzusuchen, kann durch ärztliche, pflegerische und therapeutische Zuwendung und Beobachtung (Monitoring) eine akut lebensbedrohliche Situation so lange überbrückt werden, bis die drängenden suizidalen Umsetzungsimpulse abgeklungen sind. Es geht dann vorrangig darum, Zeit zu gewinnen, um diese Phase zu überstehen. Diese können manchmal nur Minuten, aber auch Stunden dauern.

In manchen Fällen ist der Suizidimpuls so stark oder die Aussicht, sich in eine fremde Umgebung zu begeben, erscheint den Betroffenen so unerträglich, dass zunächst keine Bereitschaft besteht, eine Klinik aufzusuchen. Hier empfiehlt es sich, ermutigend und motivierend zu wirken. Manchen hilft bei der Begleitung in die Klinik die »absehbare« Perspektive, dass ein Klinikaufenthalt immer zeitlich begrenzt ist. Ein motivierender Gedanke für den Betroffenen kann sein, dass ein »freiwilliger Gang« in die Klinik ihm eher das Gefühl gibt, die Dinge selbst in die Hand zu nehmen. Eine stationäre Aufnahme gegen den Willen der Betroffenen kann hingegen das Gefühl hinterlassen, ausgeliefert und hilflos zu sein.

Prinzipiell ist es wichtig zu wissen, dass auf Grundlage des Patientenrechtgesetzes alle Patientinnen und Patienten, egal ob sie sich freiwillig in Behandlung begeben haben oder mit richterlichem Beschluss gegen ihren Willen aufgenommen wurden, das Recht auf Information und Aufklärung haben. Eine Behandlung kann immer nur mit Einverständnis der Patienten erfolgen, auch wenn jemand zum Schutz vor Eigen- und Fremdgefährdung zur Aufnahme in die Klinik eingewiesen wurde. Nur in sehr seltenen Fällen und unter engen rechtlichen Rahmenbedingungen ist eine Behandlung gegen den Willen des Patienten möglich.

Es gilt also, sich in einem Gespräch gemeinsam Zeit zu nehmen, um mit der suizidalen Person herauszufinden, was ihr den Schritt erleichtern könnte, sich zu ihrem eigenen Schutz vorübergehend in eine stationäre Behandlung zu begeben.

Unterbringung gegen den Willen der Betroffenen

In manchen Fällen kann sich die Betroffene trotz ausgeprägter Selbstgefährdung nicht dazu entschließen, die Suizidabsicht aufzuschieben und diesen »endgültigen Schritt« noch einmal zu »prüfen«. Es besteht ein starker Drang, die Suizidhandlung auszuführen. Die sogenannte Steuerungs- und Einsichtsfähigkeit kann eingeschränkt sein, sodass die Tragweite des eigenen Handelns und Entscheidens nicht voll erfasst werden kann. Solche Einschränkungen können z. B. aufgrund einer psychischen Erkrankung oder im Rahmen einer akuten suizidalen Krise auftreten.

Das Mitwissen um die suizidale Absicht der Betroffenen, die in ihrer Freiverantwortlichkeit eingeschränkt ist, hat eine Verhinderungs- und Rettungspflicht zur Folge. Oft bedeutet das, dass im Falle unmittelbarer Suizidgefährdung eines Menschen dessen Einweisung in eine psychiatrische Klinik veranlasst werden muss. Hier gilt allerdings der Grundsatz der Verhältnismäßigkeit. Die Unterbringung in einer psychiatrischen Klinik gegen den Willen der Betroffenen darf nur erfolgen, wenn die Selbstgefährdung nicht durch weniger einschneidende Maßnahmen abgewendet werden kann.

Die persönliche Freiheit ist ein im Grundgesetz verankertes Grundrecht jedes Menschen. Die Unterbringung in einem psychiatrischen Krankenhaus gegen den Willen des Betroffenen, auch zu dessen Schutz, stellt einen tiefen Eingriff in das Recht auf persönliche Freiheit dar.

Frey & Fischer (2021, S. 266) schreiben dazu: »Freiheitsentziehende Maßnahmen sind nur nach gewissenhafter Abwägung der Freiheitsrechte mit den Fürsorgepflichten und unter bedingungsloser Beachtung der Würde des Menschen und seiner Selbstbestimmung anzuwenden. Sie sind deshalb in Art und Dauer auf das unbedingt notwendige Maß zu beschränken und nur unter Berücksichtigung aller ethischen und gesetzlichen Vorgaben durchzuführen.«

In Deutschland gibt es gesetzliche Rahmenbedingungen zum Schutz der Betroffenen. Die öffentlich-rechtliche Unterbringung ist in den Psychisch-Kranken-(Hilfe-)Gesetzen bzw. Unterbringungsgesetzen geregelt. Diese sind Landesgesetze, die sich in einzelnen Aspekten voneinander unterscheiden.

Es ist auch eine zivilrechtliche Unterbringung nach § 1906 BGB über das zuständige Gericht möglich, dieser Weg kommt für Situationen mit unmittelbarer Selbstgefährdung nur selten zum Tragen.

Welche Behörden für die Umsetzung der gesetzlichen Regelungen zuständig sind, ist im Gesetz und in den Ausführungsbestimmungen geregelt und je nach Bundesland unterschiedlich. Angehörige können sich bei den Behörden (z. B. dem Gesundheitsamt) informieren. Auskunft über die vor Ort geltenden Zuständigkeiten geben auch die Sozialpsychiatrischen Dienste am Wohnort.

Die Voraussetzungen für eine freiheitsentziehende Unterbringung sind gesetzlich festgelegt. Ob diese Voraussetzungen im individuellen Fall erfüllt sind, muss vom zuständigen Richter im persönlichen Kontakt mit der Betroffenen und ggf. unter Berücksichtigung der fachärztlichen Einschätzung genau geprüft werden. Eine freiheitsentziehende Maßnahme muss immer vom zuständigen Gericht genehmigt werden.

In sehr akuten Situationen, die ein schnelles Handeln erfordern, und wenn die zuständigen Behörden und Fachärztinnen nicht erreichbar sind (z. B. nachts), können Angehörige und Nahestehende sich an die Polizei wenden. In einigen Bundesländern gibt es Krisendienste, die nach Möglichkeit hinzugezogen werden können.

Die ersten Tage in der Klinik

Angehörige sind manchmal geschockt, wenn es zu einer stationären Einweisung kommt. Insbesondere, wenn in der Zeit vor der stationären Aufnahme eine große Unsicherheit und Angst um das Leben des Betroffenen ausgehalten werden musste, erleben Angehörige aber auch Erleichterung.

Belastend ist, dass Angehörige häufig wenig Informationen erhalten. Sofern es sich bei dem Betroffenen um eine volljährige Person handelt, unterliegt die Behandlung der Schweigepflicht.

Wenn Betroffene nicht möchten, dass ihre Angehörigen über ihre Behandlung informiert werden und selbst auch dazu nichts sagen wollen, kann das viele Gründe haben. Häufig spielen Schuldgefühle eine Rolle oder die Angst, den anderen zur Last zu fallen. Vor allem nach einem Suizidversuch, wie in Jonas Beispiel, entwickeln sich bei Betroffenen meist starke Schamgefühle. Wir erleben immer wieder, dass Behandlungsprozesse auch Zeit brauchen und die gewünschte Transparenz erst möglich wird, wenn Diagnose oder mögliche Weiterbehandlung geklärt sind.

In manchen Fällen spielen innerfamiliäre oder interpersonelle Konflikte zwischen Betroffenen und Angehörigen eine Rolle bei der suizidalen Krise. Dann sind Auszeiten und Abstand, die durch eine stationäre Aufnahme entstehen, vielleicht sogar hilfreich. Auch wenn es allen Beteiligten schwerfällt, kann Ruhe und Entlastung eine wichtige Maßnahme sein, um die suizidale Krise zu überwinden.

Die Kommunikation mit der Klinik

In vielen Fällen erhalten Angehörige also aus verschiedenen Gründen nur wenige Informationen oder bekommen diese erst später. Wir haben bereits mehrfach darauf hingewiesen, wie wichtig es für Angehörige und deren Bewältigung von Ohnmacht und Hilflosigkeit ist, Informationen zu sammeln. Deshalb ermutigen wir, wie die beiden Beraterinnen der Familie Vogler, immer wieder, mit den eigenen Fragen freundlich, bestimmt und aktiv auf die Klinik zuzugehen.

Angehörige können eine wichtige Rolle im Genesungsprozess des Betroffenen spielen (Sellin u.a. 2017). Soziale Unterstützung gehört zu den wichtigsten Faktoren bei verschiedenen psychosozialen Problemlagen. Für Fachleute ist die Fremdanamnese häufig eine wichtige Informationsquelle, um den Krisenverlauf zu verstehen, aber auch um Ressourcen, Hilfebedarf und Risikofaktoren des Betroffenen adäquat einzuschätzen. Wir bestärken Angehörige darin, ihre Sicht zum Wohl des Betroffenen selbstbewusst einzubringen.

Fragen Sie den Betroffenen und seine Behandelnden in der Klinik:

- Wie wird das Problem verstanden?
- Wie verläuft die Behandlung?
- Wer soll was tun und was aktuell besser nicht?
- Was kann ich als Angehörige tun und wo sind die Grenzen?
- Wann wird eine Entlassung geplant?
- Was muss vorbereitet werden?
- Welchen Anteil daran übernehmen professionelle Helfende, die

Betroffene selbst und wo kann und will der Angehörige etwas beitragen?

Viele der Fragen können in den ersten Tagen von Betroffenen selbst und dem Behandlungsteam noch nicht beantwortet werden. Trotzdem kann es hilfreich sein, schon früh im stationären Behandlungsprozess um Kontaktaufnahme zu bitten und die eigenen Fragen zu stellen. Auch hier gilt: dranbleiben, Präsenz zeigen und sich Gehör verschaffen. Wenn Betroffene zustimmen und ein gemeinsames Gespräch zustande kommt, können diese Fragen vielleicht teilweise geklärt werden und ein sogenannter Unterstützungsplan (siehe »Hilfreich sein: Was kann ich konkret tun?«, S. XX), der Teil eines Krisenplans für den Betroffenen sein kann, Schritt für Schritt formuliert werden. Dies kann Angehörigen etwas mehr Handlungssicherheit und Klarheit geben.

Was können Angehörige während des Klinikaufenthalts tun?

Angehörige berichten uns immer wieder, wie erleichtert sie sind, wenn die Betroffene in der Klinik ist. Manche schämen sich, haben Schuldgefühle, dies so zum Ausdruck zu bringen. Darf man erleichtert sein? Darf ich mich in meiner Freizeit freuen? Darf ich schöne Dinge tun, während mein Mann oder meine Frau, mein Kind in der Klinik ist und leidet?

Wir versuchen mit den Angehörigen zu verstehen, dass die Daueranspannung, die durch die Ängste und Sorgen um den Betroffenen häufig im Vorfeld einer stationären Aufnahme besteht, zu einer emotionalen und körperlichen Erschöpfung führt. Eine stationäre Aufnahme kann auch helfen, das soziale Umfeld oder die Familie für kurze Zeit zu entlasten. Angehörigen kann es helfen, zu sehen, dass es in dieser Zeit auch darum geht, wieder Kräfte zu sammeln. Denn für die Rückkehr der Betroffenen in ihr gewohntes Umfeld benötigt diese idealerweise ein stabiles Umfeld. Wenn es den Angehörigen also gelingt, sich selbst um sich zu kümmern und zu erholen, kann dies von unschätzbarem Wert für die Betroffene sein.

Angehörige können auch während des stationären Aufenthalts hilfreich für den Betroffenen tätig sein. Neben Besuchen, Besorgungen (Bücher, Kleidung, Musik), gemeinsamen Spaziergängen, hilft es, wenn mit Einverständnis und Rücksprache des Betroffenen Kontakt zu Schule und Arbeitgeber gehalten wird. In einigen Fällen haben Angehörige für eine Entlastung des Betroffenen gesorgt, indem Unterlagen sortiert, Behördenangelegenheit vorbereitet wurden. Auch Belastungserprobungen im Alltag zu Hause oder Probeübernachtungen sind ein wichtiges Element jeder Behandlung. Hier bieten Angehörige häufig einen sicheren Raum für die Betroffene, die eigene Belastbarkeit zu testen. Angehörige dürfen der Betroffenen und den Behandelnden aber auch mitteilen, wenn sie eine solche Aufgabe nicht übernehmen können oder Zweifel an einer solchen Belastungserprobung bestehen.

Rechte von Eltern Minderjähriger

In einer besonderen Situation befinden sich Eltern von suizidalen Kindern und Jugendlichen, welche notfallmäßig in eine kinder- und jugendpsychiatrische Klinik aufgenommen wurden. Die Eltern haben in diesem Fall das Recht, über jeden Schritt der Behandlung informiert zu werden.

Rechtliche Unterbringung Minderjähriger

Die Unterbringung in einer kinder- und jugendpsychiatrischen Klinik zum Schutz der betroffenen Minderjährigen bei Selbst- oder Fremdgefährdung kann, wie bei Erwachsenen, auf zivilrechtlichem oder öffentlich-rechtlichem Weg erfolgen. Die zivilrechtliche Unterbringung nach § 1631b BGB kann von den Sorgeberechtigten beim zuständigen Gericht beantragt werden. Bei unmittelbarer Gefährdung, die keinen Aufschub erlaubt, erfolgt eine öffentlich-rechtliche Unterbringung auf der Grundlage der Psychisch-Kranken-(Hilfe-)Gesetze bzw. der Unterbringungsgesetze der Bundesländer in Deutschland.

Das eigene Kind eventuell auch gegen dessen Willen in eine Klinik aufnehmen zu lassen, ist eine belastende Situation für Eltern. Eltern berichten uns, wie dies mit Schuldgefühlen und Ängsten um das Kind bzw. den Jugendlichen verbunden ist. Die Realität einer (kinder- und jugendpsychiatrischen) stationären Behandlung bedeutet, dass Eltern getrennt von ihren Kindern und Jugendlichen sind. Diese Situation per se schafft Unsicherheit. Die Trennung aktiviert das Bindungs- und Fürsorgesystem der Eltern. Jedoch muss ausgehalten werden, dass man nicht direkt in Kontakt kommen und dem Kind helfen kann. Die notwendige Hilfeleistung muss an Fachleute, die man im Regelfall nicht kennt, abgegeben werden. Für Eltern ist das häufig ein unaushaltbarer Zustand. Gerade wenn Kinder und Jugendliche die Eltern bitten, sie wieder »herauszuholen«, die akute Gefahr aber noch nicht gebannt scheint und keine Anschlusshilfen installiert sind, geraten die Erziehungsberechtigten in heftige innere Konflikte.

Trotz aller Bemühungen der Verantwortlichen und wesentlicher Verbesserungen, sind psychiatrische Akutstationen und die häufig damit verbundene Zwangssituation, in der sich das Kind, der Jugendliche oder Erwachsene befindet, oftmals kein wünschenswerter Ort der

Ruhe. Deshalb sollten und werden stationäre Aufnahmen zwischen dem Hilfe- und Schutzbedarf (aufgrund des Suizidrisikos) und dem Autonomiebedürfnis der betroffenen Person gut abgewogen. Diese Einschätzung sollte gemeinsam mit dem Fachpersonal der Klinik den Betroffenen selbst, sofern es diesen aufgrund ihrer suizidalen Einengung noch möglich ist, und den Angehörigen erfolgen. Noch einmal: Eine stationäre Unterbringung, auch gegen den Willen des Betroffenen, kommt als letztes Mittel nur infrage, wenn alle anderen Hilfsangebote nicht mehr greifen. Akute Suizidalität ist ein psychiatrischer Notfall, er erfordert häufig Maßnahmen, die für alle Beteiligten unangenehm sind. Die Freiheit des Betroffenen einzuschränken, ob Kind, Jugendlicher oder Erwachsener, ist ein massiver Eingriff, der an sich auch Folgen haben kann. Dem entgegen steht der Schutz des Lebens.

Die Zeit nach der Klinik

Die anstehende Entlassung löst neben der Freude, den Betroffenen wiederzusehen, manchmal auch Ängste und Unsicherheiten aus. Wie stabil ist der Betroffene? Kommt die Entlassung zu früh? Wie wird er oder sie den Alltag bewältigen? Wird es zu Rückfällen kommen?

Vor allem beschäftigt Angehörige die ambulante Weiterbehandlung, denn oft braucht es nach dem stationären Aufenthalt noch weitere Hilfe oder Begleitung. Die Akutbehandlung dient in der Regel dem Schutz und der ersten Entlastung sowie der diagnostischen Abklärung, ob eine psychische Erkrankung vorliegt. Meist hat das Entlassmanagement der Klinik schon einen ersten Termin bei einer niedergelassenen Psychiaterin oder dem Hausarzt gemacht.

Wenn die Empfehlung lautet, eine ambulante Psychotherapie zu beginnen, haben die wenigsten Betroffenen zu diesem Zeitpunkt mehr als ein paar Kontaktdaten in der Hand. Die herausfordernde Suche nach einem Therapieplatz erfordert Motivation, Geduld und Kraft. Angehörige wünschen sich oft, dass die ambulante Behandlung nahtlos weitergeht. Dieser ideale Zustand ist in der Realität meist nicht gegeben. In vielen Fällen können aber alternative Angebote wie Krisenberatungsstellen, Selbsthilfegruppen, Online-Angebote oder Sozialpsychiatrische Dienste helfen, die Wartezeit auf einen Therapieplatz zu überbrücken.

Betroffenen hilft in der Regel, wenn jemand für sie da ist, wenn sie wieder nach Hause kommen. Zu Beginn ist eine Entlastung in der Regel hilfreich, um wieder im Alltag anzukommen. Später jedoch wollen die meisten Betroffenen die Dinge wieder selbst in die Hand nehmen. Es wird immer wieder von Betroffenen als hilfreich beschrieben, wenn sie das Gefühl bekommen, nicht allein zu sein, eine Ansprechperson zu haben, Verständnis zu bekommen.

Weniger hilfreich sind Vorwürfe oder Verbote (»So etwas darfst du mir nicht noch mal antun!«). Es ist sicher nur menschlich, als Angehöriger aufgrund des Schocks und der Verlustängste so etwas zu sagen oder mit einem vorwurfsvoll klingenden »Warum hast du das getan?« zu reagieren, gerade wenn die emotionale Belastung und Unsicherheit vielleicht viele Wochen angedauert hat. Wer könnte da stets gelassen bleiben? Gleichzeitig dürfte nachvollziehbar sein, dass es für die Genesung der Betroffenen förderlich ist, wenn keine Vorwürfe gemacht werden.

Wir hören in der Beratung immer wieder, dass z. B. Eltern ihren Kindern eine Art Versprechen abringen wollen, dass sie sich nicht suizidieren. Dies kann Betroffene zusätzlich unter Druck setzen, denn so lange Menschen keine alternativen Lösungen für ihre sie bedrängenden Probleme haben, können sie alte Lösungsstrategien, wie über den Ausweg Suizid nachzudenken, nicht loslassen.

Besser erscheint es, gemeinsam zu überlegen, was Betroffene tun können, wenn sie erneut in eine Krise geraten. Gut ist es auch, gemeinsam einen Krisenplan zu machen (siehe S. 90 ff.).

Umgang mit Unsicherheit

Angehörige müssen wissen, dass auch nach Klinikaufenthalten nicht unbedingt alle Symptome oder lebensmüden Gedanken ganz verschwunden sind. Betroffene erzählen uns im Lauf des Genesungsprozesses immer wieder, dass sporadisch noch mal Suizidgedanken aufgetaucht sind. Diese seien jedoch nicht mehr konkret oder drängend. Solange der Betroffene dabei klar und überzeugend versprechen kann, dass er keine suizidalen Handlungen ausführen wird, dass er leben will und alles tun wird, sich Hilfe bei einer Verschlechterung zu holen, besteht kein direkter Handlungsbedarf für die Angehörigen. Dennoch deuten verbleibende Suizidgedanken darauf hin, dass die Krise noch nicht ganz ausgestanden ist. Eine naheliegende Möglichkeit ist es, diese Unsicherheit offen mit den Betroffenen zu besprechen:

»Ich habe den Eindruck, dass es dir nicht gut geht. Stimmt das?«

»Was denkst du? Kommst du gerade zurecht?«

»Meldest du dich, wenn du etwas brauchst? Meldest du dich, wenn du in Not kommst?«

Die Rückkehr in das gewohnte Umfeld birgt die Gefahr, dass alte Konflikte, die vor dem Klinikaufenthalt vorhanden waren, wieder aufflammen. Hier kann es hilfreich sein, schon während der Entlassplanung zu antizipieren und den Umgang mit konfliktreichen Situationen gemeinsam zu besprechen. Manchmal kann so ein Ereignis auch eigene Themen aktualisieren und Angehörige holen sich selbst für sich Hilfe, zum Beispiel in einer eigenen Psychotherapie oder in Selbsthilfegruppen.

Autonomieförderung und Angstbewältigung

Die Lebensphase der Pubertät und Adoleszenz ist von Krisen geprägt. In dieser Zeit sind junge Menschen mit enormen Entwicklungsaufgaben (biologisch, psychisch und sozial) konfrontiert. Diese Aufgaben werden von den meisten Jugendlichen gut gemeistert. Die Geschichten von Jonas und Marie in diesem Buch zeigen, dass sich solche Krisen zuspitzen und sogar zu Suizidalität führen können.

Krisen Jugendlicher und junger Erwachsener

Krisen sind in der Pubertät und Adoleszenz nicht auszuschließen, sondern eher die Normalität. Sie entstehen vor allem auch dann, wenn ein Entwicklungsschritt nicht gelingt (z. B. Anschluss in eine Peergroup finden). Die in dieser Zeit entstehenden emotionalen Turbulenzen und Verunsicherungen können auch mit Suizidalität oder selbstverletzendem Verhalten einhergehen. Da sich die Jugendlichen entwicklungsbedingt vom Elternhaus wegbewegen und ihrem Autonomiebedürfnis folgen, aber die neuen Bindungen (der Freundeskreis, Partnerschaften) oft noch nicht stabil genug sind, um ausreichend emotionalen Halt zu geben, kann es zu starken Gefühlen (z. B. allein zu sein, sich nicht verstanden fühlen) kommen. Hinzu kommt, dass in den Jahren der Adoleszenz das Selbstwert- und Identitätsgefühl entwicklungsbedingt noch nicht sehr stabil sind, gleichzeitig aber schon große Anforderungen aus der Umwelt kommen. Für die Jugendlichen und ihre Eltern ist dies meist eine herausfordernde Zeit. Es existiert inzwischen eine große Anzahl an Ratgeberliteratur zu Pubertät und Adoleszenz, die helfen soll, mit diesen Herausforderungen umzugehen.

Die zunehmende Autonomie der Jugendlichen verlangt in der Regel von dem gesamten Familiensystem, sich neu abzustimmen. Wie in dem Beispiel von Jonas wird dann meist klar, die Eltern müssen aufgeben, alles wissen zu wollen oder die Kontrolle zu haben. Jonas Eltern sind erschrocken, dass sie nichts von seiner psychischen Not bemerkt hatten. Dies kann allgemein gesprochen an der Persönlichkeit oder den inneren Konflikten des Jugendlichen liegen oder aber auch an typischen Kommunikationsmustern in einer Familie.

Wie dargestellt können Entwicklungsprozesse (Autonomiebedürfnis) dabei eine Rolle spielen. Wir haben jedoch bereits aus anderen Fallgeschichten schon gehört, dass eine weitere Besonderheit dazu führt, dass Angehörige nichts oder erst spät von der Suizidalität der Betroffenen erfahren (Schamgefühle, die Angst, zur Last zu fallen). Je weiter die suizidale Einengung fortgeschritten ist, desto mehr hat sich der Betroffene von seiner sozialen Umwelt zurückgezogen, desto schwieriger wird es, sich zu äußern.

Der Schock, die Suizidalität nicht bemerkt zu haben

Immer wieder erleben wir, dass Angehörige geschockt sind, weil sie von den Suizidgedanken des Betroffenen nichts bemerkt haben. Es kann hilfreich sein, sich bewusst zu machen, dass Suizidgedanken die Folge einer krisenhaften psychischen Entwicklung sind, in deren Verlauf es mehr und mehr zu einem Rückzug nach innen kommt. Deshalb ist es den Betroffenen oft nicht möglich, sich zu öffnen. Natürlich kann es weitere Gründe geben, warum Menschen ihr inneres Befinden nicht mitteilen. Sich dies vor Augen zu führen, kann helfen, sich als Angehöriger nicht zu sehr in Schuldgefühlen und Selbstzweifeln zu verlieren und sich z. B. zu fragen: »Bin ich eine schlechte Mutter, weil ich nichts bemerkt habe?«

Lachal und Kolleginnen (2015) haben in ihrer Untersuchung zu jugendlichem suizidalem Verhalten festgestellt, dass die »Gewalt«, die in einer Suizidhandlung bzw. Suizidankündigung steckt, und die Angst vor dem Tod der nahestehenden Person zu Unverständnis führen. Die schockierende Erfahrung beeinträchtigt die Fähigkeit aller Familienmitglieder und Fachkräfte, sich in den jungen Menschen hineinzuversetzen. Es droht die Gefahr, dass Jugendliche – aber vermutlich auch erwachsene Personen – sich dadurch noch mehr unverstanden und isoliert fühlen. Dies kann die Suizidgedanken (wieder) verstärken. Die Autoren und Autorinnen sehen die Herausforderung für Angehörige darin, sich trotz des Schreckens dem Betroffenen zuzuwenden und dessen Not gemeinsam verstehen zu wollen.

In Jonas' Fall wird diese Krise von den Eltern zum Anlass genommen, die Familienkommunikation infrage zu stellen. Das ist langfristig gesehen eine Chance, die Kommunikation in der Familie zu verbessern. Bei Jugendlichen und jungen Erwachsenen, die sich in einem altersentsprechenden Ablösungsprozess befinden und in dem Zuge in eine Krise geraten sind, kann folgende Kommunikationsstrategie hilfreich sein:

- Betonung: Du bist mir wichtig;
- Interesse äußern für die Sichtweise des Jugendlichen, zuhören;

- Empathie über das emotionale Erleben der Jugendlichen zeigen, Verständnis und Nachvollziehbarkeit betonen;
- eigene Belastung und Gefühle eher zurückstellen;
- sich Kritik anhören, Wut und Vorwürfe erstmal zulassen;
- Unterstützung zusagen;
- eigene Grenzen benennen;
- Autonomiewünsche anerkennen, zur Selbstständigkeit ermutigen und dabei unterstützen;
- aushalten lernen, dass man als Eltern nicht mehr über alles informiert wird.

Angehörige fragen sich häufig, ob sie nicht auch die Konsequenzen von bestimmten problematischen Verhaltensweisen benennen dürfen. Prinzipiell kann dies langfristig für Betroffene wichtig sein, sich bestimmten Tatsachen nicht mehr zu verschließen. Es ist jedoch Vorsicht geboten. Konsequenzen zu benennen, kann sehr konfrontativ wirken.

Dieser Schritt sollte erst erfolgen, wenn das Leid des Betroffenen ausführlich gewürdigt und gemeinsam verstanden wurde, und wenn er oder sie eine gewisse emotionale Stabilität erreicht hat. Krisen erzeugen fast immer eine Destabilisierung des Selbstwertgefühls. Die Betroffenen müssen ihr Selbstwertgefühl also erst wieder mühevoll aufbauen. Eine zu frühe Konfrontation mit schwer anzunehmenden Perspektiven kann die gemeinsame Beziehung belasten und zu einer erneuten Destabilisierung führen.

Die erste Begegnung danach

Die erste Begegnung der Angehörigen mit den Betroffenen nach deren Suizidversuch ist eine große Herausforderung. In einigen Fällen findet diese Begegnung am Krankenbett statt. Bange Fragen stehen im Raum, je nachdem in welchem körperlichen Zustand sich die Person befindet. Ist er verletzt? Ist sie ansprechbar? Müssen Angehörige den Anblick von schweren Verletzungen aushalten? Angehörige berichten von traumatischem Erleben und Bildern, die sich in das Gedächtnis einbrennen.

Besonders schwerwiegend sind Situationen, in welchen die Betroffenen bleibende körperliche Schäden und Behinderungen davontragen. In manchen Fällen müssen alle Beteiligten bangend warten, ob die Folgen z. B. einer Intoxikation abklingen oder sich Folgeschäden einstellen. Als Zeuge einer solchen lebensbedrohlichen Situation kann es hilfreich oder notwendig sein, psychologische Ersthilfe zu erhalten. Diese Form der Unterstützung wird von Krisendiensten, Notfallseelsorge, Krisenberatungsstellen und Kriseninterventionsteams bei Akuttraumatisierungen angeboten (siehe Anhang). Kriseninterventionsteams gibt es in vielen Städten, diese werden meist von Polizei oder Rettungsdiensten für die Angehörigen hinzugezogen.

Auch wenn wie in den beiden Fallgeschichten Betroffene körperlich unversehrt sind, ist die erste Begegnung nach dem Suizidversuch schwierig. Einige Betroffene sind selbst erschrocken darüber, was sie getan haben. Viele bereuen es und schämen sich. Einige haben Schuldgefühle, was sie ihren nahen Angehörigen »angetan« haben. Diese Gefühle führen dazu, dass sie ungern über den Suizidversuch sprechen. Die traumatische Qualität, die ein Suizidversuch für den Betroffenen haben kann, aktiviert Vermeidungsreaktionen. Die Motivation, einen Suizidversuch zu reflektieren, ist deshalb manchmal nur für ein kurzes Zeitfenster vorhanden und muss häufig später wieder aufgebaut werden.

Leider fehlen in vielen Regionen Deutschlands ausreichend professionelle Nachsorgeangebote nach Suizidversuchen, sofern dies nicht im Rahmen des Klinikaufenthalts erfolgen konnte. Entsprechende Nachsorgeangebote werden von Krisenberatungsstellen oder niedergelassenen Psychotherapeutinnen angeboten. Es ist für Betroffene empfehlenswert, ein solches Angebot in Anspruch zu nehmen. Die Forschung zeigt: Ein Suizidversuch in der Vorgeschichte gilt als Hauptrisikofaktor für erneute Suizidversuche und Suizide. Deshalb ist die Auseinandersetzung mit dem Suizidversuch die beste Prävention.

Einige Betroffene berichten uns, dass ihnen durch den Suizidversuch klar wurde, wie wichtig das Leben ihnen doch ist. Die Argumente für das Leben stehen dann wieder ganz im Vordergrund. Andere, die noch in der suizidalen Einengung stecken, bereuen, überlebt zu haben. Dies ist als Zeichen zu werten, dass die Krise noch nicht ausgestanden ist und weiter intensive Hilfe benötigt wird. Das Suizidrisiko ist dann weiterhin als sehr hoch einzuschätzen. Eine Fortsetzung der intensiven psychiatrisch-psychotherapeutischen Hilfen sollte unmittelbar erfolgen.

Wie in dem Fall von Jonas' Eltern deutlich wird, besteht bei Angehörigen zunächst eine große Unsicherheit, wie sie sich verhalten sollten. Die Beraterin schlägt eine Balance aus Raumgeben und Kontaktaufnahme vor. Da noch nicht klar ist, welche Rolle die Nähe und Beziehung zu dem Angehörigen in der Suizidalität gespielt hat, gilt es, die eigene Unsicherheit zunächst ernst zu nehmen. Gleichzeitig schildern viele Betroffene die große Einsamkeit und Isolation als ein Suizidmotiv. Es könnte also hilfreich sein, deutliche Beziehungssignale zu senden, die dem Betroffenen das Gefühl geben, nicht allein zu sein.

Schuldgefühle und andere belastende Emotionen

Auch Angehörige dürfen wie erwähnt nicht unterschätzen, welche emotionalen Folgen der Suizidversuch des Betroffenen bei ihnen selbst unter Umständen hinterlassen kann. Einige Angehörige regenerieren sich schnell, funktionieren weiter. Andere haben noch länger mit den Folgen zu kämpfen. Nach einem ersten Schock entwickeln einige Angehörige Schuldgefühle und stellen sich die Frage: Was habe ich falsch gemacht? Insbesondere Eltern berichten von solchen Gefühlen. In einigen Fällen mögen Verhaltensweisen der Angehörigen zur suizidalen Krise beigetragen haben. Häufig beobachten wir, dass sich Angehörige eine viel zu große Schuld an der suizidalen Krise geben. Sie werfen sich vor, mögliche Anzeichen nicht erkannt zu haben, die nach genauerer Betrachtung nicht erkennbar waren, oder Fehler gemacht zu haben, die nicht so leicht vermeidbar waren. Sie schreiben sich einen zu großen Einfluss auf ihre Mitmenschen zu, welcher in diesem Ausmaß in der Regel nicht gegeben ist. Solche Schuldvorwürfe können sich selbst gegenüber vorgebracht werden, oder aber andere Menschen im Umfeld betreffen.

Chris Paul, eine deutsche Trauerbegleiterin, hat sich mit ihrem Buch »Schuld macht Sinn« (2024), mit der Funktion von Schuldgefühlen bei Hinterbliebenen nach einem Suizid befasst. Sie stellt dar, dass Schuldgefühle eine wichtige Funktion für die menschliche Psyche haben können. Neben einigen anderen Funktionen beschreibt sie, dass wir dadurch indirekt das Gefühl erhalten, doch Kontrolle über eine Situation zu haben: die Kontrolle über das Verhalten anderer Menschen – hier: den Betroffenen. Der zweite Grund für Schuldgefühle und die quälende Suche danach, was der Angehörige falsch gemacht haben könnte, kann daran liegen, dass das menschliche

Gehirn versucht, Kausalitäten herzustellen. Angehörige suchen und finden Hinweise, warum die Gefährdung doch hätte erkannt werden können. So können sie sich das Unvorstellbare erklären, notfalls durch das eigene »Fehlverhalten«.

Angehörige stellen nach einem solchen Erlebnis mit traumatischer Qualität ihre eigene Wahrnehmung infrage und werden dadurch unsicher. Die Eltern von Jonas haben nachvollziehbarerweise große Angst. Eine typische Angst ist, der Betroffene könnte seine Suizidhandlung wiederholen. Deutlich wird auch, dass wir nahe Menschen nicht in ihrer Gänze kennen. Wir können nicht Gedankenlesen. Wenn der Betroffene uns nicht von seiner Not berichtet, ist es unmöglich, seine Situation richtig einzuschätzen. Eine Möglichkeit, damit umzugehen, wird von der Beraterin angeregt: Die Aufmerksamkeit und den Blick auf die Tatsache zu lenken, dass Jonas überlebt hat.

Oft steht auch eine andere Frage im Raum, wie der Betroffene, z. B. das eigene Kind, den eigenen Eltern »so etwas antun konnte«. Sie stellt förmlich die Beziehung zwischen Betroffenem und Angehörigem infrage. Waren die Angehörigen ihm oder ihr nicht wichtig? Dem wollen wir entgegensetzen, dass den meisten Betroffenen aufgrund der suizidalen Einengung der Blick auf die Konsequenzen und Beziehungen zu anderen Menschen verstellt ist. Meist besteht sogar die Vorstellung, eine Last zu sein und durch einen Suizid die Angehörigen zu entlasten. Deshalb ist es wichtig, den Betroffenen deutlich zu machen, wie froh man ist, dass er oder sie weiterlebt. Eine solche Botschaft – »Du bist uns wichtig, du bist keine Last!« – kann die Betroffenen dazu anregen, ihre durch die suizidale Einengung verzerrte Wahrnehmung von sich und ihren sozialen Beziehungen zu überdenken bzw. zu korrigieren.

Es muss an dieser Stelle auch erwähnt werden, dass es in einigen wenigen Fällen Suizidmotive gibt, die mit Rachegefühlen oder

Bestrafungswünschen verbunden sind. Dem voraus gehen häufig ausgeprägte zwischenmenschliche Konflikte, Trennungen oder Verlusterfahrungen, die bei den Betroffenen zu einer starken Kränkung geführt haben. Die tiefe Verzweiflung und Ohnmacht entlädt sich dann in Wut und Rachefantasien. Aber selbst in dieses Fällen gilt es zu bedenken, dass hinter diesen Suizidmotiven eine tiefe Verzweiflung steht und unbewusst eigentlich der Wunsch besteht, das Gegenüber zu bewegen, sich zu ändern oder zu bereuen (Kind 2011). Dabei wird der eigene Tod in Kauf genommen.

Suizidalität kann unbewusst eine Funktion haben, durch die Nähe und Bindung reguliert wird (Giernalczyk 2003). Besonders deutlich wird dies, wenn Betroffene im Zuge einer Trennung drohen, sich zu suizidieren, wenn der Partner nicht zu ihnen zurückkehrt. Wenn es hierfür Anzeichen gibt, sollten professionelle Helfer unbedingt eingebunden werden, weil dann oft eine kontinuierliche Beratung notwendig ist. Beispiele, wie damit umgegangen werden kann, werden im nächsten Kapitel dargestellt.

Was, wenn sich nichts ändert? Ein Ehemann taucht nach Suizidankündigungen wiederholt ab

»Mein Mann ist verschwunden.« Frau Reiter, 35 Jahre alt, schüttelt sich das rotbraune Haar aus dem Gesicht, schnieft kurz und greift sich ein Taschentuch. »Seit drei Tagen ist er jetzt weg. Und unser Geld auch.« Die Mutter einer neunjährigen Tochter berichtet der Beraterin, dass ihr Mann mit dem Auto zu einem Freund gefahren und seither spurlos verschwunden sei. Die Geschichte klingt erst mal wie ein Krimi. Frau Reiter fügt sogleich hinzu, dass ihr Mann eine Depression mit Suizidgedanken habe. »Was, wenn er ...« Frau Reiter kann den Satz nicht beenden und blickt die Beraterin verzweifelt an. Ja, was dann? »Das wissen wir nicht«, sagt die Beraterin und bittet um mehr Informationen.

Frau Reiter berichtet, dass ihr Mann arbeitslos ist. Seit etwa einem halben Jahr gehe es ihm schon schlecht. Geldsorgen seien dabei bislang nie Thema gewesen. Frau Reiter verdiene recht gut, sie arbeite in leitender Stellung. Doch zuletzt habe ihr Mann sie unter Druck gesetzt und bedrängt. Er habe wiederholt gesagt, er brauche Geld. Es habe deswegen öfter Streit gegeben. Die kleine Tochter habe diese Streitereien mitbekommen und sehr geweint. Um die Tochter mache sie sich deshalb große Sorgen. Frau Reiter hat bereits verschiedene Fantasien durchgespielt: Ist er süchtig oder in kriminelle Machenschaften verwickelt? Gleichzeitig könne sie sich nicht vorstellen, dass ihr Mann so etwas tue. Anzeichen dafür habe sie keine gefunden.

Auf Nachfrage berichtet Frau Reiter, wie sie sich kennengelernt haben, wo sie leben und dass sie eine enge Beziehung zu ihrer Ursprungsfamilie habe, während ihr Mann distanzierte und konfliktbehaftete Beziehungen zu seiner Familie habe. Am Ende der Beratung wirkt Frau Reiter gefasster und möchte wiederkommen. Die Beraterin informiert Frau Reiter über die Möglichkeit, auch als Angehörige jederzeit den Krisendienst zu kontaktieren, wenn sie Unterstützung braucht. Außerdem recherchieren sie die zuständige psychiatrische Klinik und besprechen ein Notfallprozedere. Ein neuer Termin wird vereinbart.

»Er ist wieder da«, begrüßt Frau Reiter die Beraterin in der nächsten Stunde etwas aufgeregt. Die Beraterin lässt sich berichten, wie Frau Reiters Mann urplötzlich nachts um halb elf wieder »auf der Matte stand«. Er roch ungepflegt, die Haare waren wirr, als hätte er draußen geschlafen. Frau Reiter erzählt weiter, sie habe nicht wirklich mit ihm reden können, da die Tochter schon geschlafen habe und sie sie nicht durch einen Streit habe wecken wollen. »Er hat nur gesagt ›Morgen‹.« Frau Reiter sagt: »Ich stand da wie der letzte Depp! Hat mich einfach stehen lassen und ist ins Bett.« Sie wirkt verärgert. Ihr Mann versprach, sich am nächsten Morgen um die Tochter zu kümmern, während Frau Reiter arbeitete. Frau Reiter schrieb ihrer Schwester noch eine SMS mit der Bitte, mal vorbeizuschauen. Fragen nach dem Geld und seinem Aufenthalt weiche Herr Reiter aus. Seine Frau möchte ihn einerseits »an die Wand klatschen«, andererseits ihm auch um den Hals fallen, da sie sich solche Sorgen gemacht hat. Gemeinsam überlegen Frau Reiter und die Beraterin, wie sie mit ihrem Mann sprechen kann und wie sie ihm ihre Fragen stellen kann. Die innere Zerrissenheit muss bis zum nächsten Mal warten.

Beim nächsten Termin erfährt die Beraterin, dass Frau Reiter das Handy ihres Mannes durchgesehen hat und ihr dabei mehrere Verbindungen zu unbekannten Mobilfunknummern aufgefallen sind. Die Beraterin befürchtet, dass Frau Reiter sich aufgrund der anhaltenden Unsicherheiten in der Angst und Sorge verliert und dass sich ihr psychischer Zustand weiter verschlechtern könnte. Frau Reiter berichtet, ihr Mann halte sie weiterhin auf Abstand. Er vertröste sie, wenn sie die Aussprache suche, gehe nicht ans Telefon, wenn sie von der Arbeit anruft – was ihre Ängste weiter schüre. Komme sie ihm zu nahe oder setze ihn mit ihren Fragen zu sehr unter Druck, schlage er zurück: »Du weißt nicht, wie es mir geht. Ich habe halt auch Probleme. Ich kann nicht mehr!« Dann entziehe er sich und gehe weg. Die Verzweiflung, Angst, Sorge und der Druck sind Frau Reiter deutlich anzusehen. Dann empört sich Frau Reiter wieder: »Wir sind doch verheiratet! Wie kann er mir das antun? Läuft weg, kommt wieder, wie es ihm passt. Läuft einfach weg und lässt mich mit der Kleinen allein. Ich bin auch noch da! Was tut der? Das ist doch mein Mann?«

Um mehr Klarheit zu bekommen, richten die Beraterin und Frau Reiter ihre Aufmerksamkeit auf die Frage: Ist ihr Mann akut suizidal? Kann man ihn mit der Tochter allein lassen? Wen außer der Schwester kann man noch einbeziehen? Welche Hilfen gibt es aufseiten von Herrn Reiter? Wie kann sie mit ihm umgehen?

Frau Reiter erzählt, dass ihr Mann in der Vergangenheit schon mehrfach suizidal gewesen sei. Immer dann, wenn er sich überfordert fühlte, habe er begonnen Andeutungen zu machen, nicht mehr leben zu wollen. Einen Suizidversuch habe es bisher aber noch nicht gegeben.

Frau Reiter wirkt sehr belastet durch die Andeutungen ihres Mannes. Es fällt ihr schwer, sich abzugrenzen und ruhig zu bleiben. Gemeinsam erarbeiten sie im Termin, wie sie ihn konkret auf mögliche Suizidgedanken ansprechen kann: »Was hast du vor? Willst du dir das Leben nehmen? Hast du bereits etwas geplant? Wie willst du es tun? Hast du etwas vorbereitet?«

In den kommenden Wochen versucht Frau Reiter, »die Daumenschrauben anzuziehen«, wie sie es nennt. Sie verlangt von Herrn Reiter, klare Absprachen einzuhalten. Er soll sich um die Tochter kümmern, wenn diese von der Schule kommt. Zum Glück gäbe es diesbezüglich bisher nichts auszusetzen, die meiste Zeit gehe er sehr liebevoll mit der Tochter um. Er sei nie verbal oder physisch gewalttätig gegen die Tochter gewesen. Frau Reiter fordert ferner von ihrem Mann, dass er sich um den Haushalt kümmert und ihr sämtlichen Ausgaben per Beleg nachweist.

Frau Reiter will außerdem dafür werben, dass ihr Mann einen Termin in der Krisenberatungsstelle vereinbart. Ihr ist nicht klar, wie sie seine Andeutungen, »nicht mehr zu können« oder »dann mach ich Schluss«, verstehen soll. Die Beraterin hält eine Beratung für sinnvoll, rät aber davon ab, sie zur Auflage zu machen. Stattdessen schlägt sie vor, Herrn Reiter zu motivieren, mit zu einem ihrer Gespräche zu kommen. Alternativ könne er auch einen Einzeltermin für sich vereinbaren. Herr Reiter lehnt beides ab. Im Verlauf willigt er allerdings ein, sich bei einer anderen Beratungsstelle Hilfe zu holen.

Durch die Absprachen und »Auflagen« hat Herr Reiter scheinbar mehr Struktur in seinen Tagesablauf bringen können. Frau Reiter gelingt es, in den immer wieder auftauchenden Krisen den Unklarheiten ihres Mannes etwas entgegenzusetzen. Damit scheint sie nicht nur ihn zu stabilisieren, sondern sie fühlt sich selbst auch sicherer. Frau Reiter bemerkt, dass sie als starke Frau ihrem Mann wohl auch früher schon Halt geben konnte. Sie fühlt sich zunehmend mehr wie die Mutter zweier Kinder und will ihren Partner zurück. Da dieser sich aber weiterhin einer Aussprache entzieht und sie im Unklaren darüber lässt, wo er war und was mit dem Geld passiert ist, entsteht bei Frau Reiter zunehmend ein Gefühl des Misstrauens.

Trotz der ganzen unbeantworteten Fragen und des inneren, höchst belastenden Konflikts zwischen liebevoller Sorge und wütender Ablehnung, nähert sich Frau Reiter ihrem Mann wieder an – bis er nach einem Streit wieder verschwindet. Diesmal ist er nur über ein Wochenende abwesend. Wieder macht sich Frau Reiter enorme Sorgen, schaltet die Polizei ein, ist auf sich allein gestellt mit ihrer Tochter. Diese ist zusehends verunsichert. Bei einem vorigen Streit zwischen den Eltern habe sie gehört, wie der Vater sagte »ich mach mich weg«. Frau Reiter versucht, die Tochter zu beruhigen, was nur schwer gelingt. Wie soll sie der Tochter überzeugend Sicherheit geben, dass sie ihren Papa nicht verliert, wenn sie selbst unsicher ist?

Als Herr Reiter nach seiner Rückkehr wieder sagt, er habe eine Auszeit gebraucht, wächst Frau Reiters Wut durch diese erneute Enttäuschung und mit ihr der Wunsch nach Trennung. Die Beraterin versteht diesen Wunsch als Ausdruck von Überforderung und dem Bedürfnis nach einem Ende der unerträglichen Situation. Gleichzeitig merkt Frau Reiter, dass sie sich nicht trennen oder ihn »alleinlassen« kann. Es würde sich für sie wie ein »Verrat an unserer Ehe« anfühlen. Sie sei gefangen. Frau Reiter wird still und nachdenklich. Sie sagt nach einem Moment des Schweigens: »Was, wenn er …« »… sich etwas antut?«, beendet die Beraterin Frau Reiters Satz. Sie nickt.

Nach der erneuten Abwesenheit von Herrn Reiter über das besagte Wochenende verliert Frau Reiter langsam die Hoffnung, dass sich die Situation entspannen wird. Sie fragt sich: Was, wenn sich nichts ändert? Was bedeutet dies für sie und für die gemeinsame Zukunft? Gemeinsam mit der Beraterin versucht sie, die nächsten Schritte und die kommenden Wochen unabhängig von dem Verhalten ihres Mannes zu planen. In der Beratung entstehen Optionen: Frau Reiter kann z. B. noch zusätzliche Beratungsangebote in Anspruch nehmen, wie z. B. Rechtsberatung, Paarberatung oder Trennungs- und Scheidungsberatung. Sie möchte sich stärken und wissen, was auf sie zukomme. Sie überlegt auch, ob sie Kontakt zum Hausarzt des Mannes aufnehmen soll, denn ungeklärt ist nach wie vor, ob ihr Mann vielleicht an einer psychischen Erkrankung leiden könnte. Sie will ihn auch noch einmal fragen, ob er weiter in diese andere Beratungsstelle geht und sie ihn dort hinbegleiten kann.

Frau Reiter möchte noch wissen, wie sie ihre Tochter besser schützen kann. Die Tochter, eigentlich ein »fröhliches und manchmal wildes Kind«, sei seit längerer Zeit »besonders brav« und angepasst. Das sei ungewöhnlich, sagt die Mutter. Was weiß die Tochter über den Zustand des Vaters?

Was wurde mit der Tochter besprochen, will die Beraterin wissen. Die Beraterin betont, wie wichtig es sei, dass auch die Tochter Hilfe bekomme. Sie benötigt Informationen, um zu verstehen, was los ist. Kinder neigen dazu, sich selbst die Schuld an solch einer Situation zu geben, wenn ihnen keine anderen Erklärungen angeboten werden. Am besten wäre es natürlich, wenn der Vater die Tochter über seinen Zustand aufklären würde, um ihr Sicherheit zu geben. Es gäbe aber auch spezielle Beratungsstellen – Erziehungsberatungsstellen oder Krisenberatungsstellen für Kinder und Jugendliche –, die eine altersgerechte Aufklärung über psychische Krisen und Erkrankungen der Eltern für Kinder und Jugendliche anbieten. Die Beraterin gibt der Mutter entsprechende Kontaktdaten.

Wenn die Mutter ihrer Tochter die Situation erklären möchte, wäre es gut, einen ruhigen Moment zu wählen. Die Tochter habe sicher ohnehin viele Fragen. Sie könne der Tochter sagen, dass es Menschen manchmal nicht gut gehe, und dabei auch auf die Erfahrungen und Gefühle der Tochter eingehen. Jetzt gehe es dem Papa nicht so gut, er brauche manchmal eine Pause. Manche Fragen der Tochter könne sich die Mutter im Moment selbst nicht erklären, aber auch das könne sie offen benennen. Wichtig sei auch, dass Frau Reiter der Tochter sage, dass sie nicht schuld sei an den Konflikten der Eltern und auch nicht daran, dass es dem Papa schlecht gehe. Die Erwachsenen würden sich darum kümmern, dass es ihm bald besser gehe. Sollte die Belastung bei der Tochter weiterhin bestehen, wäre es auch möglich, sich beim Jugendamt beraten zu lassen.

Die Beraterin ergänzt, wie wichtig es ist, dass die Mutter versucht, selbst stabil zu bleiben, um ihrer Tochter ein »sicherer Hafen« zu sein. Es könne auch helfen, die täglichen Routinen beizubehalten. Die Tochter gehe in einen Sportverein, das tue ihr gut. Die Beraterin möchte wissen, ob es andere Bezugspersonen für die Tochter gibt: Omas, Opas, Tanten oder Onkel. Diese könnten helfen, der Tochter immer wieder unbeschwerte Auszeiten von der familiären Situation zu bieten. Außerdem würde es der Tochter dort vielleicht leichter fallen, über ihre Sorgen zu sprechen. Frau Reiter überlegt, den Mann noch einmal direkt auf seine Verantwortung hinzuweisen, seiner Tochter zumindest »mehr zu erklären«, um sie nicht in Unwissenheit zu lassen. Sie wolle ihm sagen, dass die Tochter ihn braucht. Damit könnte sie ihn auch vorsichtig an mögliche Gründe »erinnern«, weiterzuleben und seine Krise zu bewältigen.

Es vergehen drei Wochen, bis es wieder zu einem telefonischen Kontakt mit der Beraterin kommt. Frau Reiter erzählt, dass ihr Mann aktuell stabiler und zuverlässiger geworden sei. Er sei nicht mehr weggelaufen. Wie sich herausstellte, hat ihr Mann beim Sozialpsychiatrischen Dienst Termine wahrgenommen. Sie würden gerade überlegen, ob sie dort einen Termin für ein Paargespräch vereinbaren oder dafür in eine Eheberatungsstelle gehen wollten. Ihr Mann habe sich zuletzt etwas offener dafür gezeigt. Er habe ihr auch zugesichert, sich momentan »nichts antun« zu wollen.

Frau Reiter ist einerseits erleichtert, hat andererseits aber noch Zweifel. Die Unsicherheit bleibe. Sie brauche wohl noch Zeit, um ihm wieder vertrauen zu können.

Die Beraterin informiert sich, wie es ihrer Tochter gehe. Diese sei weiter sehr ruhig und hänge am Papa. Frau Reiter konnte mit der Tochter über die Krise des Vaters und die familiäre Situation sprechen. Das habe sie selbst und die Tochter sichtlich erleichtert.

Zum Ende des Telefonats sprechen Frau Reiter und die Beraterin noch einmal über ihre Möglichkeiten, sollte es zu einer erneuten Verschlechterung kommen. Frau Reiter hat die Nummer des Krisendienstes in ihr Handy gespeichert und sie kann jederzeit zu ihrer Schwester, die weiß Bescheid. Sollte sich die Situation wieder »verschlimmern«, will Frau Reiter sich wieder bei der Beraterin melden.

Die Schweigepflicht: Eine gute Freundin soll für sich behalten, was ein Freund angedeutet hat

Frau Maier, eine gepflegte und souverän wirkende Frau von 29 Jahren, kommt in die Beratung. Sie fürchtet, dass ein Freund aus einer früheren Clique sich etwas antun könnte. Sie ist selbst in einem sozialen Beruf tätig, ist aber unsicher, was sie tun kann, was »richtig« oder »falsch« ist. Deshalb möchte sie mit einer neutralen, außenstehenden Person ihre Situation besprechen.

Frau Maier berichtet, dass ihr Freund Thomas, 32 Jahre alt, seit einigen Jahren wiederkehrende depressive Phasen hat. In diesen Zeiten lasse er sich zwar krankschreiben, lehne jedoch eine Medikation oder Psychotherapie mehr oder weniger offensiv ab. Er lebe schon lange ohne Beziehung und habe im Lauf der Jahre einige seiner Freunde verloren. Auch sein berufliches Engagement im technischen Bereich sei deutlich abgeflaut.

Vor etwa zehn Jahren war Thomas in Frau Maier verliebt, aber es sei keine Beziehung entstanden. Nach einer gewissen Distanzphase sei die Freundschaft wieder wie zuvor gewesen. Frau Maier ist sich bewusst, dass der Schmerz, den sie ihm damals unabsichtlich zugefügt hat, ihr Verantwortungsgefühl für ihn genährt hat, über ihre grundsätzliche Loyalität hinaus.

Die Beraterin erkundigt sich nach den genauen Äußerungen von Thomas, aufgrund derer sich Frau Maier mehr Sorgen macht als sonst. Es stellt sich heraus, dass Thomas sowohl Andeutungen gemacht hat, sich das Leben nehmen zu wollen, als auch Frau Maier eine »Schweigepflicht« auferlegt hat. Er habe ihr verboten, jemandem von seinen Überlegungen zu erzählen, da er nicht wolle, dass andere dann dauernd fragen oder sich um ihn kümmern. Er habe es nur ihr anvertraut, aber eigentlich sei ihm alles egal.

Auf die Frage, welche Worte Thomas genau benutzt habe, erklärt Frau Maier, dass er gesagt habe, alles sei sinnlos, er komme nie auf einen grünen Zweig, und er wolle nicht mehr ständig kämpfen. Er erlebe keine Freude mehr, sei antriebslos, und deshalb könne er auch »Schluss« machen, da ihn ohnehin keiner vermissen würde. Zudem trinke er größere Mengen Alkohol. In angetrunkenem Zustand sei er sehr anhänglich, rufe oft an und bitte um Besuche von Frau Maier.

Warum Thomas nur ihr von seinen düsteren Gedanken erzähle, darauf könne sich Frau Maier keinen großen Reim machen. Wahrscheinlich sei sie einfach eine gute Zuhörerin und könne, auch aufgrund ihrer beruflichen Tätigkeit, einiges »aushalten«. Anfangs habe es ihr gutgetan, dass Thomas ihr so viel Vertrauen schenkte, jetzt fühle sie sich jedoch überfordert.

An diesem Punkt fängt Frau Maier an zu weinen. Sie sagt, sie müsse immer ihre »Frau« stehen, und jetzt sei sie froh, endlich einmal ein bisschen loslassen zu dürfen. Sie spüre auch einen gewissen Ärger darüber, dass Thomas ihr so viel zumute, und sei erleichtert, diesen Ärger nun zulassen zu können. Die Beraterin bestätigt, dass all diese Gefühle, die sie sich sonst eher verbietet, erlaubt sind und es wichtig ist, sie zumindest ab und an zu spüren. Eigentlich wisse sie das, sagt Frau Maier, aber in ihrem Kopf komme dann der Gedanke, dass sie Thomas keinesfalls hängen lassen dürfe. Sie schlafe deshalb schon schlecht.

Frau Maier weiß durch ihre Ausbildung, dass sie nur hilfreich sein kann, wenn sie sich nicht selbst verausgabt und genug Kraft hat. Es tut ihr gut, dies von der Beraterin bestätigt zu bekommen. Dennoch falle es ihr schwer, als gute Freundin Kontaktwünsche von Thomas abzulehnen, wenn diese ihre Möglichkeiten übersteigen.

Die Beraterin bittet Frau Maier, sich ein Gespräch mit Thomas vorzustellen, in dem sie ihm vermittelt, dass sie weiterhin gern seine Freundin ist und er sich immer an sie wenden könne. Allerdings müsse er akzeptieren, dass dies nicht nur zu seinen Bedingungen möglich sei und auch sie eigene Grenzen habe.

Die Beraterin schlägt vor, dass Thomas drei Dinge verspricht:

- Bei akuter Suizidgefahr solle er sich sofort an eine Klinik, den örtlichen Krisendienst oder die Polizei wenden.
- Er müsse zulassen, dass Frau Maier jemand anderen aus dem Freundeskreis ins Vertrauen zieht, um die Verantwortung zu teilen.
- Sollte Frau Maier sich große Sorgen machen, werde sie eigenständig Hilfe rufen und so die Verantwortung abgeben.

Die Beraterin erinnert Frau Maier daran, dass sie nicht für das Leben ihres Freundes verantwortlich ist und auch nicht sein persönlicher Krisendienst sein kann. Thomas müsse akzeptieren, dass sie je nach eigener Befindlichkeit Kontaktwünsche auch einmal ablehnen und sich nicht unter Druck setzen lasse.

Sie könne ihm anbieten, etwas mit ihm zu unternehmen, anstatt immer nur über seine düsteren Gedanken zu sprechen. Sie sei seine Freundin, nicht seine Therapeutin, und man könne auch einmal ins Kino gehen oder über Belangloses sprechen. Parallel könne sie Thomas ermutigen, zumindest einmal zu versuchen, sich professionelle Hilfe zu suchen und die Chance einer solchen Erfahrung wahrzunehmen. Sie könnte ihm vorschlagen, ihn zu einem ersten Gespräch zu begleiten.

Frau Maier ist über die konkreten Hinweise sichtlich erleichtert. Um weiteren Rückhalt zu bekommen und ggf. neu abzustimmen, vereinbaren sie einen weiteren Termin in drei Wochen.

Zum vereinbarten Termin berichtet Frau Maier, dass sie das Wissen um die Suizidalität ihres Freundes und damit die Verantwortung mit einer weiteren Freundin aus dem gemeinsamen Freundeskreis geteilt hat. Thomas habe zuerst irritiert reagiert, aber durch die klare Positionierung der beiden Freundinnen habe er akzeptiert, dass er aus dem »Geheimnismythos« nun heraus sei. Seine Äußerungen zu lebensmüden Gedanken seien seltener geworden, allerdings lehne er weiterhin jede professionelle Hilfe ab.

Frau Maier hat den Eindruck, dass seine düsteren Gedanken weniger geworden sind und sich sein Alkoholkonsum reduziert habe. Sie überlegen zusammen, wie die Freundin in der neuen Rolle gecoacht werden könne und ob sie zu einem weiteren Termin mit in die ARCHE kommt oder ob sie allein Beratung in Anspruch nimmt. Frau Maier will ihr die Optionen vorstellen.

Des Weiteren besprechen sie, was zu tun ist, sollte Thomas wieder häufiger von düsteren Gedanken berichten. Die Hausärztin von Thomas wird in den Blick genommen, da sie wohl eine Vertrauensperson ist. Es wird über die Vor- und Nachteile diskutiert, ohne zu einem Entschluss zu kommen. Frau Maier ist dennoch froh, dass ihr jemand eingefallen ist, den sie im Bedarfsfall kontaktieren könnte. Sie überlegt auch, Thomas zu motivieren, die Hausärztin ins Vertrauen zu ziehen.

Zuletzt erinnert die Beraterin Frau Maier daran, dass sie nicht davon ausgehen kann, dass Thomas ihr immer die ganze Wahrheit sagt. Thomas bleibe auch in seinem krisenhaften Zustand für sich verantwortlich, und die von anderen gebauten Brücken müsse er selbst beschreiten. Das könne ihm niemand abnehmen, und zu nichts könne man ihn zwingen. Die Vorschläge aus dem ersten Gespräch bleiben deshalb weiterhin gültig, und Frau Maier wird je nach Situation darauf zurückgreifen.

Die Beraterin bespricht mit Frau Maier, wie es sich für sie anfühlt, Thomas zwar zu unterstützen, aber nicht retten zu können. Dieses Gefühl der Rest-Ohnmacht auszuhalten, ist für Frau Maier sehr schwer. Die Beraterin ermutigt sie, sich vorzustellen, wie sie Thomas an einem Band festhält und dieses Band dann loslässt, ihm stattdessen ihre Hand hinhält. Der Moment des Loslassens verursacht Unbehagen, aber Frau Maier kann nun bewusster damit umgehen. Sie sind sich einig, dass Frau Maier alles tun wird, was ihr in der Situation möglich ist, und das sei viel. Darüber hinaus gebe es jedoch nichts, was sie tun könne. Dieses Bewusstsein führt zu einer Beruhigung.

Unter Druck: Ein Ex-Freund kündigt seinen Suizid an

Eine junge Studentin ruft aufgelöst in der ARCHE an und möchte dringend einen Rat. Ihr Freund drohe mit Suizid, wenn sie ihm keine weitere Chance mehr gebe. Frau Franco habe sich vor drei Wochen von ihrem Freund getrennt. Sie waren über ein Jahr zusammen, aber, so sagt sie, es lief alles nicht so, wie es sollte. Sie meint damit, dass der Freund sich von Anfang an sehr auf sie gestützt habe. Es sei ihm schon vor der Beziehung mit ihr schlecht gegangen. Sie hätten sehr oft stundenlang über seine Probleme geredet, weil er das gebraucht habe. Sie habe ihm zugehört, ihn ermutigt und ihn unterstützt. Aber inzwischen könne sie nicht mehr ausreichend Mitgefühl für ihn aufbringen; das Gefühl, erdrückt zu werden, sei im Lauf der Monate immer stärker geworden, und ihm sei es nicht besser gegangen. Fast alles habe sich um ihn und seine Probleme gedreht, und es habe kaum noch Leichtigkeit in der Beziehung gegeben. Immer öfter hatte sie den Gedanken, sich trennen zu wollen, und vor drei Wochen habe sie ihm dann gesagt, dass sie Schluss mache.

Er könne die Trennung jedoch nicht akzeptieren und wolle nochmals eine Chance haben. Wenn er die nicht bekomme, würde ihm nichts anderes übrig bleiben, als sich umzubringen. Er sage ihr auch, sie sei ein Monster und habe Blut an den Händen, wenn er sich umbringe. Er will dauernd mit ihr telefonieren, und sie spreche dann oft stundenlang mit ihm. Sie schaffe es kaum mehr, zur Uni zu gehen, weil er dauernd mit ihr reden und sie überreden wolle, die Beziehung fortzuführen. Sie habe aber schon jemand anderen kennengelernt, was sie ihm auch gesagt habe. Er wolle, dass sie sich auf ihn fokussiere und warte, ob sie wieder Gefühle für ihn entwickele. In der Zeit solle sie den anderen Mann nicht treffen.

Frau Franco weiß von drei früheren Suizidversuchen ihres Ex-Freundes. Schon eine Woche nach der Trennung habe sie den Krisendienst zu ihm geschickt, weil er seinen Suizid angekündigt hat. Der Psychologe, der dann bei ihm war, habe gesagt, er sei schwer depressiv und brauche Hilfe. Das sehe der Ex-Freund anders. Er lehne jede professionelle Hilfe ab, weil ihm nur helfe, wenn sie wieder zu ihm zurückkomme. Jetzt hat Frau Franco sich in der Beratungsstelle gemeldet, weil der Ex-Freund ihr alle seine Passwörter und seine Wünsche für den Beerdigungsablauf geschrieben habe. Er sei nicht zu Hause, und sie wisse nicht, wo er sich befinde, sodass sie den Krisendienst nicht zu ihm schicken könne. Sie habe einen gemeinsamen Freund verständigt, der gerade versuche, ihn zu erreichen und ihn überreden will, sich doch Hilfe zu holen. Frau Franco ist in großer Sorge um den Ex-Freund; sie will seinen Suizid auf keinen Fall. Aber sie fühlt sich so bedrängt und unter Druck gesetzt, dass sie die Beraterin fragt, ob sie sich völlig von ihm zurückziehen und damit seinen Suizid hinnehmen muss.

Die Begegnung mit suizidalen Menschen löst bei den meisten von uns Druck, Angst und manchmal auch Ohnmacht und Wut aus. Womit Frau Franco konfrontiert ist, ist eine hochkomplexe Situation. Natürlich geht es suizidalen Menschen seelisch sehr schlecht, und sie brauchen Hilfe. Manchmal wollen diese, wie der Ex-Freund, keine Hilfe annehmen oder wünschen sich Hilfe von jemandem, der diese nicht geben kann. Der Ex-Freund fühlt sich verlassen von Frau Franco und empfindet dies so, als sei ihm ein Leben ohne sie nicht möglich. Aus dieser Notlage heraus setzt er sie unter Druck, indem er sagt, er würde sich das Leben nehmen, wenn sie nicht zu ihm zurückkäme. Es gibt allerdings keine Möglichkeit, eine Person in einer Beziehung zu halten, die nicht möchte. Der Einsatz des eigenen Lebens ist ein gewaltiger Einsatz, der die Person, die gehen will, umstimmen soll.

In dieser Konstellation wird sie zur Täterin gemacht, wenn sie nicht in die Beziehung zurückkehrt und der Ex-Freund sich suizidiert. Sie scheint dann schuld an seinem Tod zu sein. So fühlt sich Frau Franco gezwungen, in die Beziehung zurückzukehren, damit der Ex-Freund am Leben bleibt, obwohl sie für ihr Leben einen anderen Wunsch hat. Sie spürt aber, dass sie das nicht kann und nicht möchte. Weil es keinen Ausweg zu geben scheint, sieht sich Frau Franco mit der Frage konfrontiert, die sie dann auch der Beraterin stellt: »Muss ich seinen Suizid hinnehmen?«

Die Beraterin rät Frau Franco, dass sie, auch wenn die derzeitige Situation ihr unerträglich erscheint, den Suizid des Ex-Freundes nicht hinnehmen soll. Der Ex-Freund ist akut suizidal, darauf verweisen seine früheren Suizidhandlungen. Vor allem die Nachricht an sie, die seine Beerdigung betrifft, ist ein ernster Hinweis. Auch wenn es viel von ihr fordere, könne es ihr helfen, zu sehen, dass auch der Ex-Freund in einer hilflosen Lage ist und seine Suizidandrohungen Ausdruck davon sind. Im Gespräch kann sie Verständnis für die seelische Situation entwickeln, die hinter seinen von ihr als bedrohlich erlebten Suizidankündigungen steht.

Die Beraterin unterstützt Frau Franco gleichzeitig in ihrem Trennungswunsch. Damit sie wieder handlungsfähig wird, macht die Beraterin ihr den Vorschlag, zu ihrer Entlastung weitere Menschen miteinzubeziehen, die eine Beziehung zum Ex-Freund haben. Dies hat sie bisher nicht gemacht, weil der Ex-Freund nicht wollte, dass jemand von seiner Lage erfährt. Es gibt zwei weitere Freunde und eine Mutter, die in einer anderen Stadt lebt. Frau Franco wird gleich nach dem Telefonat mit der Beraterin die Mutter und die Freunde anrufen, ihnen von der bedrohlichen seelischen Verfassung des Ex-Freundes berichten und sie bitten, mit ihm Kontakt aufzunehmen und ihn zu unterstützen. Sie will auch selbst weiter versuchen, den Ex-Freund zu erreichen. Noch während sie sprechen, meldet sich der bereits beteiligte Freund per WhatsApp bei ihr und teilt mit, dass der Ex-Freund in eine Klinik aufgenommen wurde. Frau Franco ist für den Moment sehr erleichtert, will das Telefonat mit der Beraterin beenden und mit dem Freund telefonieren. Sie besprechen, dass sie sich jederzeit wieder melden kann.

Dies macht sie zwei Monate später. Sie berichtet von der schnellen Entlassung aus der Klinik, in die der Ex-Freund mit der Polizei gekommen sei. Er wollte aber nicht lange dortbleiben. Frau Franco erzählt, dass die Freunde und die Mutter, die sie verständigt hat, für den Ex-Freund da seien. Sie hätten ihr aber auch den Rücken gestärkt und ihr versichert, sie dürfe sich trennen und ihr eigenes Leben führen. Einige Wochen gab es dann wenig Kontakt zum Ex-Freund. Heute sage er, ein Suizid sei keine Option mehr für ihn. Er mache sie aber nach wie vor dafür verantwortlich, dass es ihm schlecht gehe und weil sie schuld daran sei, müsse sie ihm helfen. Helfen heiße für ihn, oft mit ihr reden zu können, und zwar dann, wenn er möchte. Dies wolle sie nicht mehr, habe aber Angst, er könnte wieder suizidal werden, wenn sie ihm das sage.

Einer der Freunde habe ihr vorgeschlagen, einen Brief zu schreiben und ihm den Kontaktabbruch bei der Briefübergabe mitzuteilen. Bei der Übergabe des Briefes könne jemand vom Krisendienst dabei sein. Frau Franco ist skeptisch, was diese Idee betrifft. Die Beraterin teilt ihre Skepsis, weil der Ex-Freund jeder professionellen Hilfe fast schon feindselig gegenübersteht. Damit ihr Entschluss nicht so abrupt für ihn kommt wie die Trennung, schlägt die Beraterin ihr vor, ihm anzukündigen, dass sie weniger Kontakt zu ihm haben möchte. Sie überlegen gemeinsam, dem Vorschlag des Freundes zu folgen und die

Ankündigung per Brief zuzustellen. Da sie weiterhin fürchtet, dass er sich suizidieren könnte, wird sie vorher die Mutter und die Freunde über den Inhalt des Briefes informieren.

Eine Woche später kommt Frau Franco noch einmal zum Beratungsgespräch. Sie hat gleich nach dem letzten Gespräch den Brief geschrieben und ihm diesen persönlich gegeben. Sie habe kurz mit dem Ex-Freund gesprochen, während seine Freunde vor der Tür gewartet hätten. Als sie gegangen sei, seien die Freunde bei ihm geblieben und hätten ihn unterstützt. Bisher habe sich der Ex-Freund nichts angetan, und sie hoffe, dass dies so bleibt.

Erfahrungen aus der Beratung

In den Fallgeschichten dieses Kapitels wurden für alle Beteiligten schwierige und belastende Situationen beschrieben. Es sei an dieser Stelle betont, dass es zu solchen Situationen keine allgemeingültigen Patentrezepte gibt. Die hier in diesem Buch beschriebenen Strategien können nur Anregungen geben. Jede menschliche Krisensituation muss für sich individuell verstanden werden. Auch der Umgang damit muss individuell angepasst werden. Eine Lebenskrise mit Suizidgedanken kann sich zu einer lebensgefährlichen Situation entwickeln. Dies macht professionelle Hilfe z. B. durch Fachärzte für Psychiatrie, Psychotherapeutinnen, Krisendienste oder psychiatrische Kliniken notwendig. Angehörige dürfen und sollten im Sinne des Schutzes für sich selbst und den Betroffenen Hilfe hinzuziehen. Die Angehörigen in den Fallgeschichten haben dies getan.

Die Fallgeschichten zeigen, welchen Situationen Angehörige von suizidalen Menschen ausgesetzt sein können. In den Praxiserfahrungen wird deutlich, dass sich auch mit professioneller Hilfe keine schnellen Lösungen finden lassen und Angehörige dadurch für längere Zeit stark belastet sind. Es besteht oft eine große Spannung zwischen Handeln-Wollen und Nicht-handeln-Können. Dies stellt eine besonders schwierige Konstellation dar. Es müssen Sorgen und Unsicherheiten ausgehalten werden. Deshalb sei an dieser Stelle noch einmal die Selbstfürsorge der Angehörigen betont: Sie dürfen sich selbst nicht vergessen! Nur so können Angehörige die nötige innere Stabilität behalten, um dem Betroffenen Halt und Hilfe zu bieten, bis dieser sich wieder selbst helfen kann.

Die Persönlichkeit des Angehörigen und die gemeinsame Beziehungsgeschichte

Angehörigenberatungen beginnen unserer Erfahrung nach häufig mit dem Wunsch, konkrete Handlungsanweisungen zu erhalten. Dies ist in Anbetracht der akuten Notlage nachvollziehbar und häufig genügt es, hierzu gemeinsam Ideen zu entwickeln. Im weiteren Verlauf wird jedoch häufig deutlich, dass Angehörige ihre eigene Geschichte haben und diese in das aktuelle Geschehen hilfreich oder aber auch erschwerend hineinwirken kann. Haben Angehörige z. B. selbst Krisen erlebt, kann dies helfen, sich in die Situation einzufühlen. Haben sie in der Vergangenheit erfahren müssen, dass sich ein Mensch in ihrem nahen Umfeld das Leben genommen hat, so sind sie vielleicht sehr sensibilisiert. Zur Sorge um den Betroffenen kommen belastende Erinnerungen an den damaligen Verlust hinzu.

Wenn Beziehungen seit Langem durch viele negative Gefühle bestimmt sind und beispielsweise die Partner und Partnerinnen in die suizidale Krise verwickelt sind, wie bei Frau Reiter und Frau Franco, erschwert dies eventuell den klaren Blick und entschiedenes Handeln des Angehörigen. Schuldgefühle, wie bei Frau Franco, verhindern manchmal, klar und deutlich Nein zu sagen.

Schließlich können auch in der eigenen Persönlichkeit begründete Aspekte dazu führen, dass Abgrenzung schwerfällt. Lang anhaltende Familienkonflikte, manchmal über Generationen hinweg, können das aktuelle Krisengeschehen bestimmen oder sogar verursacht haben. Als Teil eines solchen Familiensystems kann es besonders schwer sein, sich hilfreich einzubringen. Die Schuld- und Schamgefühle, die durch die Vorstellung entstehen können, Grund für die suizidale Krise zu sein, hemmen Angehörige.

Es ist möglich, dass Angehörige ein Teil der Probleme sind, welche den Betroffenen in die Krise geführt haben. Dies gilt es zu erkennen und mit Dritten zu reflektieren. Ein vorsichtiges und gewissenhaftes Vorgehen ist dann nötig, es sollte aber nicht verhindern, als Angehöriger für eigene Bedürfnisse und Grenzen einzustehen. Dies stellt auch die Chance dar, ein wichtiger Teil der Lösung zu werden. Gerade Jugendliche, die sich in altersentsprechenden Ablösungsprozessen befinden, nennen häufig die familiäre Situation als Grund für die eigene Krise (Rotthaus 2020). Hier können Eltern, oft unter Mithilfe von Dritten, sehr viel zur Lösung beitragen.

Es kann sein, dass Hilfe abgelehnt wird, weil Angehörige eng in die krisenhafte Situation verwickelt sind oder es Angehörigen selbst deshalb schwerfällt, sich zu engagieren. Angehörige dürfen sich fragen:

- Bin ich der oder die Richtige, um zu helfen?
- Wen gibt es noch? Wer könnte noch hilfreich sein? Gibt es Freunde, Verwandte oder professionelle Helfende, die einen guten Zugang zu dem Betroffenen haben? Wem vertraut er oder sie?
- Kann ein Helfernetzwerk gebildet werden, das auch mich entlastet?

Suizidalität und ihre Beziehungsfunktion

Verschiedene Suizidforschende und Praktikerinnen haben aufgezeigt, dass Suizidalität auch eine Funktion haben kann. Sie kann unbewusst eingesetzt werden, um sich selbst aus einer unerträglichen inneren Beziehungssituation zu befreien (Giernalczyk 2003). Wichtig ist zu betonen, dass es sich hierbei fast immer um unbewusste Prozesse handelt. Es kann eine Botschaft an das Gegenüber und die Umwelt in der Suizidalität stecken. Sie kann helfen, Nähe und Distanz in der Beziehung zu regulieren. Als Angehöriger, der sich in dieser Beziehung befindet, lässt sich dies nicht leicht auflösen. Oft ist die Verbindung zu nah und zu emotional, um das sehen zu können. Dazu benötigt man Hilfe von außen. Wir möchten anregen, dass auch professionelle Helfende in solchen Situationen externe Hilfe hinzuziehen, um sich aus der eigenen Verwicklung wieder zu »entwickeln«.

An dieser Stelle erscheint es wichtig, dass sich im Verlauf einer Angehörigenberatung auch zeigen kann, dass die familiären oder partnerschaftlichen Beziehungsmuster festgefahren und mit vielen Schwierigkeiten verbunden sind. Auch kann sich zeigen, dass es eigene innere emotionale bzw. kognitive Muster sind, die immer wieder zu Konflikten führen. Solche Erlebens- und Verhaltensweisen machen es vielleicht schwer, ruhig und besonnen zu reagieren. Einige Angehörige bemerken dies und wünschen, mehr für sich zu tun und an den eigenen tiefer liegenden Gründen und Verletzungen zu arbeiten. Dies übersteigt die Möglichkeiten einer Angehörigenberatung und muss in einem gesonderten Rahmen erfolgen. Jedoch können dann in der Angehörigenberatung mögliche individuelle Hilfen (z. B. Psychotherapie, Familien- und Paarberatung/-therapie) und die Zugangswege dorthin besprochen werden.

Straub und Chuonyo schreiben dazu sehr ermutigend: »Krisen kann man als Angebote sehen, sich zu wandeln. Das betrifft sowohl den, der die Krise durchlebt hat, wie den, der sie miterlebt hat. Will man die Chance haben, eine Wiederholung der Krise zu verhindern, ist ein Weg, sich ehrlich mit den Umständen, die zur Krise geführt haben, auseinanderzusetzen.« (2019, S. 61)

■■■ »Empowerment« durch Informationen

Empowerment heißt (Selbst-)Ermächtigung. Das heißt, es geht darum, selbst wieder wirkmächtig zu werden und sich idealerweise auch so zu fühlen. Wie wir in den Geschichten in diesem Buch gesehen haben, ist die Situation der Angehörigen durch Hilflosigkeitsgefühle und Ängste geprägt. Die suizidale Krise eines Mitmenschen ist zutiefst verunsichernd und bedrohlich. Diese Verunsicherungen sind meist nie restlos aufzuheben, solange der Betroffene sich nicht wieder klar für das Leben entschieden hat. Auch im Nachklang einer solch beängstigenden Krisensituation bleibt oft noch für einige Zeit eine Verunsicherung, ob nicht gleich doch etwas Schlimmes passiert. Um die Hilflosigkeitsgefühle und Ängste wenigstens etwas zu reduzieren, ist es meist hilfreich, sich als Angehörige Klarheit und Handlungssicherheit durch Informationen und Wissen zu verschaffen. Je mehr wir über dieses bedrohliche Thema Suizidalität wissen, desto einfacher wird es, darüber zu sprechen. Fachliche Informationen über das Phänomen Suizidalität finden sich im nächsten Kapitel und Anlaufstellen im Hilfesystem im Anhang.

Rollenklärung und eigene Grenzen

Angehörige stecken häufig in einem Dilemma, zwischen Fürsorge und Selbstschutz. Das heißt zwischen fürsorglichen Impulsen, für den Betroffenen da zu sein, ihm helfen zu wollen und den eigenen Belastungsgrenzen. Die Gefahr, sich zu überschätzen, ist groß. Emotionen wie Wut und Ärger sind häufig ein Hinweis auf das Überschreiten persönlicher Grenzen. Frau Reiter und Frau Franco kamen mit diesen Gefühlen in die Beratung. Sie mussten aber erst einen Zugang zu diesen Gefühlen finden, um so den Impuls zur Grenzsetzung zu spüren.

Reifegerste (2019) betont, dass die Rollenklärung einen wichtigen Schritt darstellt, um als Angehöriger die passenden Kompetenzen im Umgang mit den Herausforderungen zu entwickeln. Zur Rollenklärung ist es der Autorin zufolge notwendig, die Erwartungen unter allen Beteiligten abzustimmen. Es geht dabei auch darum, die eigenen Erwartungen an sich als Angehörige zu reflektieren. Straub (2024, S. 7) betont: »Es ist nicht leicht, ein ›guter‹ Angehöriger zu sein.« Sie bezieht sich auf Menschen mit psychischen Erkrankungen und ermutigt dazu, überzogene Erwartungen an sich und den Genesungsverlauf zu stellen. Vermutlich geht es darum, es so gut wie möglich zu machen und dem Betroffenen auch seine Eigenverantwortung zu lassen.

Wie bei Krankheiten auch können sich in Krisensituationen die Rollen in Beziehungen verändern. Zum Beispiel kann ein zuvor starker Partner stark hilfsbedürftig werden. Dies kann zusätzlich zu Konflikten führen. Es gilt zu klären, wer welchen Bedarf hat und wer was tun kann und was nicht. Durch eine solche Klärung kann verhindert werden, dass passende Hilfen von dritter Seite, aber auch von Angehörigen scheitern, weil sie von den Betroffenen nicht angenommen werden können. Diese Rollenklärung erscheint uns vor allem für Angehörige von Menschen in suizidalen Krisen besonders relevant. Es ist notwendig sich zu fragen: Was kann ich, aber auch, was ist nicht meine Aufgabe? Eine möglichst realistische Einschätzung der eigenen Grenzen und der Bedarfe der Betroffenen sowie die daraus folgende gemeinsame Einschätzung, dass z. B. eine Überforderung droht, eröffnet häufig erst den Weg, angemessene Hilfe zu bekommen. Besteht zum Beispiel der Verdacht, dass bei dem Betroffenen zusätzlich eine depressive Störung vorliegt, so würde es die Chance auf eine womöglich dringend nötige Behandlung der Erkrankung verhindern, wenn alle Beteiligten die Vorstellung haben: »Wir müssen das allein schaffen!«

Es kann hilfreich sein, wenn Angehörige gegenüber dem Betroffenen Stellung beziehen, ihre Wünsche äußern und klare Grenzen setzen. In vielen Fällen kann dies stabilisierend wirken. Durch klare Grenzsetzungen können ein Rahmen und »Leitplanken« entstehen, an denen sich alle Beteiligten orientieren können.

Wie viel Verantwortung kann ich übernehmen und wann ist es Zeit, sie zurückzugeben?

Durch die Rollenklärung und klare Grenzsetzung kann der Betroffene wieder gefordert sein, Dinge selbst in die Hand zu nehmen und sich selbstwirksam erleben. Immer wieder nachzugeben und Aufgaben abzunehmen, mag zunächst entlastend wirken, was zu Beginn der Krise eine wichtige Maßnahme darstellt. Wenn dem Betroffenen jedoch alles abgenommen wird, kann dies langfristig kontraproduktiv wirken. Teismann und Dorrmann (2015) betonen ebenfalls, dass zu viel Unterstützung den suizidalen Menschen zu sehr von einem selbst abhängig machen kann. In der Geschichte von Frau Reiter wird dies deutlich.

Deutlich wird auch, wie wichtig es ist, sich schon vor der Ansprache

Gedanken zu machen, wo die eigenen Grenzen liegen. Starke Gefühle wie Ärger sind ein wichtiges Alarmsignal und eine normale Reaktion auf bedrohliche Situationen. Wir sollten sie zur Wahrung unserer eigenen Grenzen berücksichtigen und ernst nehmen. Sie zeigen uns an, welche Kapazitäten wir haben. In der Angehörigenberatung zeigen starke Gefühle meist, wo die Grenzen der Unterstützung durch die direkten Angehörigen liegen, wie die Verwicklung der Familienmitglieder ist. Starke Gefühle können aber auch ein Indikator sein, wie gefährdet die betroffene Person ist bzw. wie weit sie in der suizidalen Entwicklung vorangeschritten ist.

Diese »Grenzsetzung«, die hier beschrieben wird, muss gut vorbereitet sein und mit Vorsicht vorgebracht werden, denn der Betroffene kann sich erneut zurückgewiesen fühlen. Es ist deshalb unbedingt notwendig, immer auch zu betonen, wie wichtig die Person einem ist, wie gern man ihr helfen möchte, und dass man will, dass sie lebt. Dann kann auch zum Ausdruck gebracht werden, wo eigene Grenzen liegen und wo es in dieser bedrohlichen Konstellation auch notwendig ist, professionelle Hilfe hinzuzuziehen, um nicht alle Beteiligten zu gefährden.

Umgang mit Ängsten, Verunsicherungen und Geheimnissen

In den Geschichten der Angehörigen in diesem Kapitel scheinen diese Unsicherheiten durch das Verhalten der Betroffenen in der Krise noch verstärkt. Wie im zweiten Kapitel beschrieben, besteht ein wichtiger Schritt zur Auflösung von Ungewissheiten darin, Betroffene anzusprechen, um zu klären, ob sie Suizidgedanken haben. Wie in unseren Fallbeispielen gelingt dies aber nicht immer. Es kann unterschiedlichste Gründe geben, warum Betroffene nicht offen über ihre Suizidalität sprechen können. Auch lehnen viele Betroffene das Hinzuziehen professioneller Hilfe ab. Der Ex-Freund von Frau Franco versucht, sie dazu zu bewegen, seine Suizidabsichten geheim zu halten bzw. niemandem davon zu erzählen. Sie soll also ein Geheimnis bewahren.

Der englische Psychotherapeut John G. Allen zitiert einen seiner Patienten, der gesagt haben soll: »Der Geist kann ein beängstigender Ort sein – sie würden nicht gerne alleine dort hingehen!« (Zitiert nach Muir 2020; S. 109; übersetzt durch die Autoren). Allens Schlussfolgerung lautet: »Sorgen Sie sich niemals allein«! (Ebd., S. 111; übersetzt durch die Autoren). Er möchte darauf hinweisen, dass wenn man als Einziger von der Suizidalität eines nahen Menschen weiß, dies zwangsläufig zu einer emotionalen Überforderung für die helfende Person führt. Die damit verbundene emotionale Last verhindert ein klares Nachdenken. Er schlägt als Lösung vor, die Sorgen mit anderen Menschen zu teilen. Allens Ausführungen waren ursprünglich für professionelle Helfende bestimmt, jedoch ist dieser Grundgedanke durchaus auf alle Menschen anwendbar, die mit suizidalen Betroffenen in Kontakt stehen.

Aufgrund von Stigma, Scham und Ängsten vor einem weiterem Kontrollverlust z. B. »weggesperrt« zu werden, möchten Betroffene oft nicht, dass noch mehr Menschen von ihrer Suizidalität erfahren. Manchmal besteht der Wunsch an die Angehörigen, es nicht weiterzuerzählen. Das Problem ist, dass Geheimnisse die suizidale Einengung aufrechterhalten. Sie verhindern, dass neue Perspektiven und Ideen sozusagen »in die Köpfe gelangen« und so der Blick wieder geweitet werden kann. Man könnte auch sagen, Geheimnisse ziehen den Angehörigen mit in die suizidale Einengung hinein und erhöhen den Verantwortungsdruck, oft bis ins Unerträgliche. Es mag gute und schlechte Geheimnisse im Leben geben. Geheimnisse über suizidale Absichten gehören unseres Erachtens zu den schlechten. Sie überfordern die Beteiligten, verhindern notwendige fachliche Hilfe und können mit tödlichen Konsequenzen in Zusammenhang stehen. Aus falsch verstandener Loyalität, die Suizidabsichten des Betroffenen geheim zu halten und mitzutragen, kann im schlimmsten Fall (Suizid) starke Schuldgefühle bei Angehörigen hinterlassen. Das Für und Wider für das eigene Handeln abzuwägen, in einem vertraulichen Gespräch mit anderen oder in einer Beratung, kann helfen zu klären, für welche Schritte wir bereit sind.

Weil Geheimnisse Enge und Handlungseinschränkung bei Angehörigen erzeugen, kann dies wie bei Frau Franco auch zu heftigen Gefühlen gegenüber dem Betroffenen führen (Giernalcyk & Kind 2002). Dem Betroffenen gegenüber sollte offen und transparent angesprochen werden, dass Stillschweigen und Für-sich-behalten eine zu große Verantwortung für einen selbst bedeuten (Teismann & Dorrmann 2015). Teismann und Dorrmann (ebd.) empfehlen, etwas zu sagen wie: »Es ist gut, dass ich alles weiß, aber es ist mir zu schwer, das alleine mit mir auszumachen. Ich empfinde da viel Verantwortung, die da auf meinen Schultern lastet.« (ebd., S. 106) Daraufhin kann klar formuliert werden: »Ich finde, wir sollten genau deshalb uns und dir weitere Hilfe holen.«

Bei allen dargestellten Versuchen, die Unsicherheiten im Zusammenhang mit einer suizidalen Krise zu minimieren, muss deutlich gesagt werden, dass das Risiko nie ganz auf null reduziert werden kann. Es liegt in der Natur der Sache, dass in den meisten Fällen keine hundertprozentige Sicherheit erreicht werden kann. Eine suizidale Krise hinterlässt in manchen Fällen eine Rest-Ohnmacht, die nur dann einigermaßen erträglich wird, wenn sich die Angehörigen auf das konzentrieren, was sie tun können oder bereits getan haben. Wie in der Geschichte von Frau Reiter und ihrem Mann müssen wir auch akzeptieren, dass es Situationen gibt, die nicht vollständig gelöst werden können.

Umgang mit einer Suiziddrohung

Eine weitere für Angehörige sehr belastende Situation entsteht, wenn Betroffene mit Suizid drohen. Sowohl unter professionellen Helfern als auch unter An- und Zugehörigen werden solche Verhaltensweisen manchmal als Erpressung oder Manipulation bezeichnet. Diese Wortwahl ist gut nachvollziehbar. Eine solche Drohung oder auch selbstschädigende Handlungen können das Gefühl erzeugen, manipuliert zu werden. Wenn wir uns die tiefe Verzweiflung und die Motive bewusst machen, die bei den Betroffenen bestehen, wird jedoch deutlich, dass eine solche Wortwahl eher unpassend ist. Der Blick auf die zugrunde liegenden Motive hilft zu verstehen und daraus eine hilfreiche innere Haltung dazu zu entwickeln.

Giernalcyk (2003) beschreibt die innerpsychischen Prozesse und die Not, die Menschen dazu veranlasst, mit Suizid zu drohen, wie bei einer »Geiselnahme«: »Der Suizidale nimmt sein Leben als Geisel, um damit jemand anderen zu etwas zu bewegen, was ihm anderweitig nicht mehr möglich erscheint. Letztendlich wünscht er sich Zuwendung und Anerkennung von demjenigen, den er so immens unter Druck setzt. « (ebd. S. 44) Die dahinterliegenden Prozesse sind oft nur in Teilen bewusst, im Wesentlichen meist unbewusst. Selten scheinen solche Suiziddrohungen eine »böse« Absicht, um den Angehörigen zu quälen. Es fühlt sich für Angehörige meist aber quälend an. Wie im Fall von Frau Franco kann es im Rahmen von Trennungskrisen bei Paaren zu solchen Eskalationen kommen. Der Betroffene appelliert so an sein Gegenüber, das Verhalten zu ändern, sich ihm zuzuwenden oder sich eben doch nicht zu trennen. Unbewusst scheint das Gefühl, verlassen zu sein, in diesem Moment schlimmer zu wiegen als selbst tot zu sein.

Das Problem ist, dass Betroffene durch dieses Verhalten Angehörige meist noch weiter von sich wegtreiben. Bei Frau Franco wird dies klar. Wer bleibt schon gern freiwillig bei jemandem, der ihn so bedroht. Die Folge sind eher verstärkte Distanzierungsimpulse, was wiederum Betroffene dazu veranlasst, immer vehementer zu drohen. Es entsteht ein Teufelskreis, der den Suizidalen zu immer gefährlicheren Verhaltensweisen bewegt, um seinem Appell Nachdruck zu verleihen. Die Angehörige fühlt sich immer weiter eingeengt. Eine Zeit lang ist es noch möglich, durch Nachgeben eine Entspannung herbeizuführen. Doch irgendwann wird es wie bei Frau Franco immer schwerer, eigene Bedürfnisse zurückzustellen, es kommt zu Erschöpfung und es entsteht Ärger. Es besteht die Gefahr, dass dieser Ärger irgendwann herausbricht und Dinge gesagt werden, die einem später vielleicht leidtun. Eine sehr gefährliche Situation kann entstehen. Es werden immer wieder Fälle berichtet, in welchen Angehörige oder professionelle Helfer in ihrer Hilflosigkeit auf die Suiziddrohung mit Sätzen wie »Dann tu es doch endlich!« reagiert haben.

Wie kann man mit einer solchen Situation umgehen?

Wir empfehlen einerseits, sich nicht unter Druck setzen zu lassen, die eigenen Grenzen wahrzunehmen und sich professionelle Hilfe zu holen. Um einen gefährlichen Machtkampf nicht weiter zu eskalieren, bedarf es einer klaren Positionierung und Haltung: »Ich sehe, wie verzweifelt du bist. Deine Äußerungen machen mir Angst. Die Situation überfordert mich und dich. Es ist ein klares Zeichen, dass wir Hilfe brauchen. Ich möchte, dass du professionelle Hilfe annimmst. Ich werde mir auch Hilfe holen. Ich denke gerade, dass wir das so bewältigen können.«

Eine professionelle Hilfe kann unterstützen, die unterschiedlichen Bedürfnisse herauszuarbeiten und zu verstehen. Letztendlich geht es darum, einen Kompromiss zwischen den Bedürfnissen beider Seiten zu finden (Giernalcyk 2003).

Omer und Dullberger (2021) weisen auf die Gefahr hin, dass ein »Nachgeben bei Suiziddrohungen tendenziell das Suizidrisiko erhöht« (S. 141). Die Autoren beziehen dies vor allem auf junge Erwachsene, die sich mit ihren Eltern in sehr dysfunktionalen Verstrickungen befinden. Sie postulieren, dass Suiziddrohungen die Einbeziehung von »Unterstützern« rechtfertigen. In ihrer praktischen Arbeit mit Familien haben sie die Erfahrung gemacht, dass es sich für Eltern zwar zunächst wie Verrat anfühlt und im ersten Moment heftigen Ärger bei den suizidalen jungen Erwachsenen erzeugt. Sie behaupten jedoch: »Wir kennen keinen einzigen Fall, in dem die geplante Einbindung von Unterstützern einen Suizidversuch provoziert hätte.« (ebd.) Durch die Einbeziehung von externer Hilfe gelinge der Ausstieg aus solchen Eskalationen. Sie schlagen generell eine Form des gewaltlosen Widerstands bei Suiziddrohungen durch die jungen Erwachsenen vor, so würden die Eltern aus dem Gefühl der Hilflosigkeit in einen Zustand der Präsenz kommen. Sie verbinden die Präsenz mit einer klaren Haltung, die dem Gegenüber Halt gibt. Um dieser Form der tiefen Verzweiflung und Not des Betroffenen entgegenzutreten, ist es laut den Autoren notwendig, sich selbst als Angehörige durch die Einbeziehung von Unterstützenden zu stärken. Durch mehr Menschen im Hilfenetzwerk verteilt sich die Last, den Angehörigen ist es möglich, zu verschnaufen oder sich wieder mehr um eigene Bedürfnisse zu kümmern. Diese Maßnahme kann so allen Beteiligten helfen, aus der Isolation zu kommen.

Es muss jedoch unterschieden werden zwischen Situationen, die durch Drohungen und Eskalationen bestimmt sind, und solchen, in welchen z. B. Kinder und Jugendliche zu wenig Zuwendung und Bindungssicherheit erhalten haben. In solchen familiären Konstellationen ist den Eltern eher dazu zu raten, sich für die Bedürfnisse der betroffen Jugendlichen Zeit zu nehmen, diese anzuerkennen und ihnen emotionale Unterstützung anzubieten (Diamond u. a. 2014).

Welche dieser beiden Vorgehensweisen in einer familiären Krisensituation vorzuziehen ist, muss im Einzelfall entschieden werden und sollte gemeinsam mit professionellen Helfenden abgewogen werden.

Eine Form, sich der Suiziddrohung entgegenzustellen, dabei aber auch die Not des Betroffenen anzuerkennen und ein Beziehungssignal zu senden, besteht für Omer und Dullberger (ebd.) bei jungen Menschen darin, einen sogenannten Ankündigungsbrief zu schreiben. Während der junge Erwachsene diesen Brief liest, empfehlen die Autoren, dass möglichst weitere Unterstützende zugegen sind.

Wie kann ein Ankündigungsbrief aussehen?

»Lieber X, wir sind entschlossen, alles in unserer Macht Stehende zu tun, um einen Suizid zu verhindern und Dir in Deinen Schwierigkeiten beizustehen. Wir werden uns nicht von Dir distanzieren, sondern Dir so nahebleiben, wie wir können. Wir werden das Geschehen nicht länger geheim halten, sondern bei jeder Person Hilfe holen, die uns zu helfen bereit ist. Wir meinen, dass Hilfe zu holen jetzt unsere höchste Pflicht ist, denn die Entscheidung über Leben und Tod ist keine Privatsache.

Wir wissen, dass wir eine schwierige Zeit durchmachen werden, aber wir werden diese zusammen durchstehen. Deine Dich liebenden Eltern.« (ebd., S. 145)

Ein solcher Brief oder eine Nachricht an einen Betroffenen sollte gut vorbereitet werden. Es muss geprüft werden – eventuell mit Dritten (professionellen Helfenden) –, was in der Situation für den Empfänger der Nachricht idealerweise an- und aufgenommen werden kann. In der Geschichte von Frau Franco erarbeitet diese mit der Beraterin, wie sie dem Freund in einem Brief mitteilen kann, dass sie den Kontakt reduzieren wird. Ein solcher Brief ist nicht ohne Risiko, im schlimmsten Fall könnte dieser auch als Auslöser für eine Suizidhandlung fungieren. Ankündigungen, die dem Betroffenen eine Veränderung der Beziehungssituation signalisieren, sind deshalb nur ratsam, wenn gleichzeitig bereits ein festes Hilfenetzwerk um den Betroffenen herum aufgebaut wurde. Es sollte die klare Botschaft vermittelt werden, dass man möchte, dass er oder sie am Leben bleibt. Auch sollte allen involvierten Personen und Helfern klar sein, was im Falle einer akuten Suizidalität zu tun ist.

Die Suizidalität eines Familienmitglieds kann systemisch betrachtet als verzweifelter Hilferuf und Hinweis auf Konflikte bzw. problematische Kommunikationsmuster verstanden werden. Es würde jedoch den Umfang des Buches sprengen, auf alle Konstellationen einzugehen. Eine Suiziddrohung kann in jedem Fall als Hinweis auf eine tiefgreifende individuelle und interpersonelle Not verstanden werden. Die Botschaft sollte gehört und entschlüsselt werden. Dies zu verstehen und gemeinsam eine konstruktive Veränderung in Gang zu setzen, kann meist nur in Familien-, Paar- oder Einzeltherapien erfolgen.

Über die Verantwortung für das Leben anderer

Angehörige von suizidgefährdeten Menschen fragen sich nach den Konsequenzen ihres Handelns. Sie fragen sich: Bin ich schuld, wenn die betroffene Person sich das Leben nimmt? Damit verbunden ist die Angst, etwas falsch zu machen. Wir haben bereits gesehen (siehe S. 67 ff.), dass diese Angst manchmal die Ansprache auf persönliche Not und mögliche Suizidgedanken verhindert. Die (Verlust-)Angst und Schuldgefühle führen zu starken Impulsen, das Handeln der Betroffenen zugunsten des Lebens beeinflussen zu wollen.

Tatsächlich geht es darum zu klären, welchen Einfluss wir realistischerweise auf das Handeln des suizidalen Menschen haben. Überschätzen oder unterschätzen wir ihn? Können wir die Symptome kontrollieren? Giernalczyk (2003) betont, dass wir den Betroffenen nur Angebote machen können. Wie sie darauf reagieren, liegt nicht vollständig in unserer Hand. Wir haben aber auch gesehen, dass es für die Betroffenen hilfreich ist, wenn sie mit einem stabilen Gegenüber in Kontakt kommen. Das heißt, wir können uns zumindest mehr oder weniger günstig verhalten. In den Fallgeschichten dieses Buches wurde deutlich, dass es durchaus Möglichkeiten für Dritte gibt, positiv auf den Betroffenen und seine Krise einzuwirken.

Ein weiteres Dilemma als Angehöriger eines suizidalen Menschen besteht zwischen dem Bedürfnis, die Situation zu kontrollieren, um Schlimmeres zu verhindern, und dem Bedürfnis, dem Betroffenen seine Freiheit zu lassen, ihn als mündigen Menschen zu sehen. Damit verbunden ist die Frage: Wer hat die Verantwortung für das Leben des Betroffenen? Wir oder er selbst? Diese Frage hat ethische, medizinische, rechtliche und philosophische Dimensionen. Sie muss je nach Person und Situation individuell beantwortet werden. So haben beispielsweise sorgeberechtigte Eltern von Minderjährigen eine größere Verantwortung als erwachsene Partner.

Wir haben im vorigen Kapitel gesehen, dass sich aus einem Zustand akuter Suizidalität bei starker kognitiver Wahrnehmungseinschränkung oder psychischer Störung Situationen ergeben können, in denen wir uns gezwungen sehen, kurzfristig einen Teil der Verantwortung für den in Not geratenen Menschen zu übernehmen. Die Fürsorgepflicht fordert uns dazu auf. Dennoch können wir davon ausgehen, dass jeder erwachsene Mensch, der die Folgen seines Handelns absehen kann, für sich selbst verantwortlich ist. In einer emotional stark aufgeladenen Situation, wie sie durch Suizidalität entsteht, kann allen Beteiligten gleichsam das Bewusstsein dafür verloren gehen, dass es kein einfaches kausales »Wenn-dann-Prinzip« (Giernalczyk & Kind 2002) zwischen Menschen und ihren Handlungen gibt.

Unter dem Einfluss starker Emotionen entwickeln die Beteiligten die irrige Vorstellung, dass das Leben An- und Zugehöriger unmittelbar von ihrem Handeln oder Nichthandeln abhängt: Wenn ich das nicht tue, wird er sich umbringen! Wir müssen uns dann daran erinnern, dass es bei aller individuellen Not die Person selbst ist, die entscheidet, ob sie sich suizidiert. Diese Handlung würde nicht von einem Angehörigen ausgeführt. Wir können das Handeln suizidaler Menschen nicht vollständig kontrollieren.

Die Diskussion um die Freiverantwortlichkeit des Menschen und damit auch um die Verantwortung für andere Menschen kann an dieser Stelle nicht angemessen geführt werden. Wir können hier nur dazu ermutigen, wie die Angehörigen in den Fallgeschichten zu versuchen, eine hilfreiche Haltung zu entwickeln. Frau Franco wird von der Beraterin daran erinnert, dass sie grundsätzlich nicht für das Leben ihres Freundes verantwortlich ist. Straub (2024) betont, dass

Angehörige schließlich auch die Verantwortung für sich selbst tragen. Damit betont sie die für Angehörige oft sehr schwierige Aufgabe, zu den eigenen Bedürfnissen zu stehen und damit auch die persönlichen Grenzen zu verteidigen. Sie zitiert dazu Klaus Dörner, einen deutschen Sozialpsychiater, mit den Worten: »Tun Sie nur so viel, wie Sie meinen, dass es in erster Linie für Sie gut ist und erst dann für den Betroffenen.« (ebd., S. 20)

Die »kleinen Angehörigen«: Kinder Betroffener in suizidalen Krisen nicht vergessen!

Seit einigen Jahren werden im psychiatrischen Versorgungssystem die Belastungen und besonderen Bedürfnisse von Kindern psychisch kranker Eltern wahrgenommen und für sie entsprechende Angebote entwickelt.

Auch suizidale Erwachsene, mit oder ohne psychische Erkrankung, haben oft Kinder. Die neunjährige Tochter von Frau Reiter ist nicht nur durch das plötzliche Abtauchen des Vaters belastet, sie spürt sowohl die Überforderung der Mutter als auch die Not des Vaters. Kinder sind feinfühlig und nehmen sehr viel mehr wahr als Erwachsene oft denken. Eltern wollen ihre Kinder vor den Folgen belastender Krisenverläufe schützen und sie bei der Bewältigung unterstützen. Frau Reiter versucht nicht nur für sich selbst, sondern auch für ihre Tochter mehr Stabilität und Klarheit herzustellen.

Im Extremfall werden Kinder und Jugendliche aber auch Zeugen von Suizidhandlungen, müssen erleben, wie Mutter oder Vater verletzt aufgefunden werden oder sehr plötzlich in einer Klinik »verschwinden«. Dies kann zu massiven Verlustängsten bei den Kindern und Jugendlichen führen.

Informations- und Aufklärungsgespräche, die der Verbesserung des Umgangs dieser Kinder und Jugendlichen mit der Situation dienen, können von pädagogischen und therapeutischen Fachkräften (z. B. Familien- und Erziehungsberatungsstellen) angeboten werden. Aus der Arbeit mit Kindern von sucht- oder psychisch kranken Eltern hat sich die Erkenntnis entwickelt: Die Kinder können schon früh über die psychischen Probleme ihrer Bezugspersonen aufgeklärt werden. Durch das Wissen werden sie befähigt, auch mit schwierigen Situationen umzugehen. Jedoch sollte diese Aufklärung altersgerecht und auf das jeweilige Kind individuell angepasst erfolgen. Kern (2021) hat in ihrem Buch »Leuchtturm sein« ein mögliches Vorgehen beschrieben, wie mithilfe von Metaphern und Sprachbildern auch sehr jungen Kindern traumatische und sehr verunsichernde (Verlust-)Erfahrungen erklärt werden können.

Mit Kindern über traumatische Situationen sprechen

Für besonders traumatische Situationen gibt es spezielle Kriseninterventionsstellen für Kinder und Jugendliche, wie z. B. die AETAS-Kinderstiftung in München.

Ihr Projekt Kurswechsel (https://www.aetas-kinderstiftung.de/kurswechsel-projekt) richtet sich an Kinder, Jugendliche und Bezugspersonen, in deren Umfeld ein Mensch ums Leben gekommen ist oder einen Suizidversuch unternommen hat. Es werden Onlinematerialien zur Verfügung gestellt, die helfen können, in einer solchen Situation Gespräche mit Kindern und Jugendlichen zu führen, diesen bei der Bewältigung zu helfen und selbst wieder Stabilität zu finden. In kurzer und verständlicher Form wird dargestellt, wie Belastungen bei Kindern erkannt und die Kinder unterstützt werden können.

Dabei wird unter anderem betont, wie wichtig Orientierung und Verbindung für die Minderjährigen sind. Das bedeutet, es ist für Kinder entscheidend, verlässliche Informationen zu erhalten und eine erwachsene Person zu haben, an der sie sich orientieren können wie an einem »Leuchtturm« auf stürmischer See. Sie brauchen Hilfe, ihre Situation zu verstehen, ohne überfordert zu werden. Des Weiteren brauchen Kinder eine stabile Bindungsperson (»Verbindung«), die Halt und Sicherheit gibt, wenn sie durch (drohende) Verluste emotionalen Schmerz und Stress erleiden. Es braucht ein sicherndes und verbindendes Band, welches verhindert, von starken Gefühlen »weggespült« zu werden. Es kann hilfreich sein, wenn Kinder die Botschaft erhalten: »Wir machen es als Team, an mir kannst du sehen, wie wir darüber sprechen können.«[7]

Um Orientierung und »Verbindung« anbieten und den Kindern Leuchttürme sein zu können, müssen Eltern selbst Orientierung finden und gut für sich sorgen. Minderjährige können so auch von ihren Eltern lernen, wie man Selbstfürsorge übt. Wenn ein Elternteil in der Krise ist, kann das eine große Herausforderung für den anderen Elternteil sein. Sie müssen lernen, selbst »auf den Füßen zu bleiben« und sich zu fokussieren:

- Auf alles, was Halt gibt;
- Unwichtiges loszulassen;
- flexibel sein, wenn es nicht nach Plan geht.

Quelle: https://www.aetas-kinderstiftung.de/lebensstuerme-meistern/ abgerufen am 31.03.2023

7 Zitiert nach einem persönlichen Gespräch mit T. Kern, 08.05.2025

Die Auswirkungen von suizidalem Verhalten Betroffener auf deren Angehörige sind bisher nur wenig untersucht. Marshall und Kollegen (2023) fanden heraus, dass die meisten Angehörigen zunächst mit tiefgreifender und anhaltender Angst, den Betroffenen zu »verlieren«, sowie mit einem starken »Überwachungsimpuls« auf das suizidale Verhalten reagieren.

McLaughlin und Kollegen (2016) sprechen davon, dass die Fürsorge für ein suizidales Familienmitglied, ein »hartes Stück Arbeit für die ganze Familie« (engl. hard work) ist. Sie fanden in ihrer Studie heraus, dass der Alltag der Angehörigen stark eingeschränkt ist. Ihre Gedanken kreisen die meiste Zeit des Tages um die mögliche Suizidgefahr. Sie fordern deshalb mehr Unterstützung für Angehörige von suizidalen Menschen, insbesondere vom klinischen Fachpersonal.

Wenn Krisen länger andauern, und die Familie, der Freundeskreis oder die Partner und Partnerinnen dies lange »mittragen«, kann dies auch negative Folgen für deren eigene Gesundheit haben. Die ständige Angst vor einem möglichen Suizid versetzt die Angehörigen in eine permanente Alarmbereitschaft. Eine »Dauerbeobachtung erzeugt Dauerstress« (Straub & Chuonyo 2019, S. 155). Diese Belastungssituation kann zu Schlafstörungen und psychosomatischen Symptomen führen (Hennipmann-Herweijer u. a. 2024).

Auch wir beobachten in der Beratung, dass Angehörige in ihrer Unterstützung des Betroffenen oft bis an die Grenzen der eigenen Belastbarkeit gehen. Sie stellen ihre eigenen Bedürfnisse über längere Zeit zurück. Sich das »eigene Leben nicht nehmen lassen«, wie es eine Angehörige einmal in der Beratung formuliert hat, und den eigenen Bedürfnissen wieder mehr Raum zu geben, scheint ebenfalls ein »hartes Stück Arbeit« zu sein. Eine längerfristige Unterstützung durch Selbsthilfegruppen für Angehörige kann bei anhaltenden Krisen und Krankheitsverläufen der Betroffenen eine wichtige Stütze sein. Der Bundesverband der Angehörigen psychisch erkrankter Menschen (BApK) e. V. vertritt die Interessen von Angehörigen, bietet Informationen und Beratung, hilft, Selbsthilfegruppen im gesamten Bundesgebiet zu finden und veröffentlicht zu verschiedenen Themen Ratgeber (www.BapK.de).

Was Angehörige nicht vergessen sollten

Unser Einfluss auf andere Menschen ist begrenzt.
Helfen zu können, setzt persönliche Stabilität voraus.
Sich selbst Hilfe holen ist immer möglich und erlaubt.

Die Zusammenstellung unserer bisherigen Erfahrungen aus den Angehörigenberatungen endet hier. Im Anhang haben wir noch einmal zentrale Hinweise zusammengefasst (»Zehn Hinweise für den Umgang mit suizidgefährdeten Menschen«).

Suizidalität ist ein innerer Zustand, der vermutlich jedem Menschen widerfahren kann und dessen Ausgang nicht immer vorhersehbar ist – auch wenn wir etwas dafür tun können, das Eintreten solcher selbstgefährdenden Situationen zu verhindern.

Da Informationen für den Umgang mit Suizidalität von großer Bedeutung sind, möchten wir zum Schluss noch zwei Wissenschaftler zu Wort kommen lassen. Die Erkenntnisse der Suizidologie, der Wissenschaft von der Erforschung des Suizids und der Suizidprävention, haben geholfen, Präventionsmaßnahmen zu entwickeln, in deren Folge die Suizidzahlen gesenkt werden konnten.

Was die Wissenschaft über Suizidalität weiß – und was nicht

Peter Brieger und Susanne Menzel

Seit mehr als einem Jahrhundert wird Suizidalität erforscht. Dabei gibt es medizinische, psychologische wie auch soziologische Herangehensweisen. In den letzten Jahren hat sich zunehmend die Perspektive der Betroffenen und ihrer Angehörigen in den Diskurs eingefügt. Dieses Kapitel kann nur einige wichtige Linien andeuten, für eine vertiefte Darstellung aller Aspekte sei beispielsweise auf das Handbuch der Suizidologie (Teismann u. a. 2021) verwiesen.

Wie häufig sind Suizide?

In Deutschland nahmen sich in den letzten Jahren jeweils um die 10.000 Menschen pro Jahr das Leben. Dies ist ein relevanter Rückgang gegenüber den 1970er-Jahren, als diese Zahl fast doppelt so hoch lag. Noch deutlicher sieht man diese Entwicklung, wenn man die Suizidrate betrachtet, also die Anzahl von Suiziden pro 100.000 Personen, was die Veränderungen der Bevölkerungszahl rechnerisch ausgleicht: Gegenüber den frühen 1980er-Jahren hat sich die Suizidrate halbiert (23,6 Suizide pro 100.000 Einwohner in 1980 zu 12,2 in 2023 gemäß BMG & Bschor 2024). Die Gründe hierfür sind nicht abschließend geklärt, vermutlich handelt es sich um ein multifaktorielles Geschehen (Bundesgesundheitsministerium & Bschor 2024). Nachdem über viele Jahre die Zahl der Menschen, die sich das Leben nahmen, kontinuierlich gesunken war, kam es ca. ab 2008 zu einem Plateau und in den letzten Jahren teilweise auch wieder zu einem Anstieg (DESTATIS

2025). Dabei sind die Entwicklungen nicht immer vorhersehbar: So gab es beispielsweise im ersten Jahr der Corona-Lockdowns einen deutlichen Rückgang der Suizidzahlen, der so nicht erwartet worden war (Pirkis u. a. 2021).
Männer nehmen sich ca. zwei- bis dreimal häufiger das Leben als Frauen; sie wählen oft Methoden, die mit höherer Sicherheit zum Tod führen und auch das allgemein geringer ausgeprägte Hilfesuchverhalten von Männern in Krisen kann hier eine Rolle spielen. Zudem gibt es eine klare Altersabhängigkeit: Das Suizidrisiko wächst mit dem Alter. Die höchste Risikogruppe dafür, sich das Leben zu nehmen, sind Männer über 80 Jahre; bei sehr alten Männern über 90 Jahren liegt die Suizidrate bei fast 100 (von 100.000).

In den letzten Jahren scheint sich aber eine neue Entwicklung abzubilden, sodass es einen »zweiten Gipfel« bei jüngeren Frauen gibt. In der Altersgruppe der Frauen zwischen 20 und 35 Jahren nimmt die Häufigkeit von Suiziden seit einigen Jahren zu, was wahrscheinlich die Tatsache widerspiegelt, dass in dieser Personengruppe seit mehreren Jahren auch grundsätzlich die Häufigkeit von psychischen (vornehmlich depressiven) Erkrankungen zugenommen hat (McGorry u. a. 2024).

Die Suizidhäufigkeit ist regional unterschiedlich: Suizidzahlen im regionalen Vergleich variieren erheblich (O'Connor & Pirkis 2016). Dies hat kulturelle Hintergründe, so ist z. B. China das einzige Land, in dem sich Frauen häufiger das Leben nehmen als Männer. Auch gibt es Länder in Europa, wie beispielsweise die baltischen Staaten, Finnland oder Ungarn, die immer schon deutlich höhere Suizidzahlen als beispielsweise Deutschland haben. Niedrigere Suizidzahlen haben tendenziell die Länder des Mittelmeerraumes. Auch in Deutschland gibt es regionale Unterschiede zwischen den Regionen und den Bundesländern. Ein Zusammenhang mit wirtschaftlichen und sozialen Daten ist gut belegt. So führt beispielsweise Armut oder eine Wirtschaftskrise regelhaft zu einer Erhöhung von Suizidzahlen (Chang u. a. 2013).

Die Methoden von Suiziden variieren international. In Deutschland ist die häufigste Form, sich das Leben zu nehmen, erhängen. In Ländern, in denen Handfeuerwaffen häufiger sind, finden mehr Suizide mit solchen Waffen statt. Die Verfügbarkeit von Suizidmitteln (Methodenrestriktion) ist ein wichtiger Faktor dafür, ob und wie ein Suizid begangen wird. So hat beispielsweise in Deutschland in den frühen 1970er-Jahren die Entgiftung des Stadtgases mit Ersatz durch (nicht tödliches) Erdgas zu einem Rückgang der Suizidzahlen geführt. Es gab in den letzten Jahren Länder, insbesondere in Südostasien, die den Verkauf von Holzkohlegrillen limitiert haben, weil der Tod durch Erstickung durch Gase aus dem Betrieb in Innenräumen dort zu einer wichtigen Suizidmethode geworden war. Auch hier reduzierten sich daraufhin die Suizidzahlen.

Bei etwa einem Drittel bis der Hälfte der Suizide werden Abschiedsbriefe verfasst (Lang u. a. 2021). Ganz überwiegend finden sich darin Zuneigungsbekundungen, Informationen darüber, wie nach dem Tod zu verfahren ist, und Versuche, die Motivation des Suizides zu erklären und Angehörige um Verzeihung für die Entscheidung zu bitten. Nur in relativ wenigen Fällen finden sich Vorwürfe.

Wie häufig sind Suizidversuche?

Während Fakten zu Suiziden, bedingt durch die Todesursachenstatistik und die Ermittlungen der Polizei (Hamann u. a. 2019), im Wesentlichen durch gute Datenquellen aus der Wissenschaft bekannt sind, ist dies bei Suizidversuchen sehr viel weniger der Fall. Hier gibt es kaum systematische Erfassungen. Allgemein wird davon ausgegangen, dass Suizidversuche etwa zehnmal häufiger sind als Suizide. Suizidversuche werden sehr viel häufiger von Frauen und auch häufiger von jüngeren Menschen verübt. Bei den Mitteln der Suizidversuche gibt es ein Überwiegen von Medikamenteneinnahmen. »Harte Methoden« wie Erhängen, Sprung aus hoher Höhe oder Nutzung von Handfeuerwaffen sind naturgemäß viel seltener bei Suizidversuchen.

Abgrenzung von Suizidversuchen zu selbstschädigendem Verhalten

Nicht jede Form des Sich-Ritzens oder andere Formen der Selbstschädigung, ist als Suizidversuch zu bezeichnen. Einem Suizidversuch liegt immer die Absicht zugrunde, sich das Leben zu nehmen oder zumindest eine Ambivalenz mit Inkaufnahme des eigenen Todes infolge der Handlung, während selbstschädigende Handlungen der Abfuhr innerer Anspannung oder der Regulation schwer erträglicher Gefühle dienen.

Suizidversuche sind immer ernst zu nehmen. Es besteht immer ein Risiko, dass Suizidversuche tödlich enden. Ein verübter Suizidversuch senkt die Hemmschwelle, dies erneut zu tun und erhöht damit das Risiko für weitere Versuche. Suizidversuche sind ein deutliches Zeichen, »so nicht weiterleben zu wollen oder zu können«, unabhängig davon, ob der Tod durch die gewählte Methode tatsächlich hätte eintreten können.

Wer nimmt sich das Leben?

In diesem Bereich gibt es eine teilweise kontroverse Diskussion, ob hier ein medizinisch-»psychiatrisches« Paradigma gilt oder inwieweit komplexere, vor allem psychosoziale Aspekte zu sehen sind. Immer wieder wird zitiert, dass bei 90 % oder mehr der Menschen, die sich das Leben genommen haben, eine psychische Störung vorhanden war (Bertolote & Fleischmann 2002). Hier könnte es sich um eine zu stark vereinfachte Darstellung handeln (Brieger u. a. 2022): Natürlich wird im Nachhinein eines Suizids bei fast jedem Menschen eine psychische Krise festzustellen sein, und solche Krisen können dann mit einer diagnostischen Kategorie bspw. der ICD-10 belegt werden. Dabei ist aber zu unterscheiden, auf welche Motive, Ursachen und Hintergründe die Suizidhandlung zurückzuführen ist.

Primär gehen wir davon aus, dass ein relevanter Anteil der Suizide (ca. 60 %) im Kontext schwerer psychischer Erkrankungen wie schwerer Depressionen (teilweise auch mit Wahnerleben) oder schizophrener Psychosen auftritt (Brieger u. a. 2020). Dabei liegt bei einem Teil dieser Suizide die Ursache in der Psychopathologie (d. h. den schweren psychischen Symptomen). Anders gesagt: Es gibt einen relevanten Prozentsatz von Menschen, die sich das Leben nehmen, weil sie beispielsweise einen schweren Schuldwahn (»ich habe mich versündigt«) erleben oder weil sie Stimmen hören, die sie zum Suizid auffordern. Sie täten dies nicht, wenn die genannten Symptome nicht da wären. Es gibt dann eine weitere Gruppe (ca. 15 – 20 %), bei denen eine akute (Lebens-)Krise im Vordergrund steht – zum Beispiel eine soziale Konflikt- oder Verlustsituation, z. B. eine Trennung oder auch wirtschaftliche Not, z. B. Verschuldung, Arbeitsplatzverlust oder Ähnliches. Ob diese Krise in direkter Verbindung zu einer »psychiatrischen Diagnose» zu verstehen ist, darüber mag gestritten werden. Der Suizid ist aber bei diesen Menschen Folge dieser Krise. Dann gibt es noch eine Gruppe – wiederum 15 bis 20 % –, bei der ein chronisches Leiden infolge einer körperlichen (unter Umständen auch psychischen) Erkrankung dazu führt, dass der Mensch in der Abwägung für sich persönlich zur Einschätzung kommt, dass ein »Aus-dem-Leben-Treten« das subjektiv unerträgliche Leiden beendet. Das gibt es insbesondere bei Krebserkrankungen, bei chronischen Schmerzsyndromen, unter Umständen aber auch bei nicht ausreichend behandelbaren, chronischen Depressionen und chronischen Verläufen von Schizophrenien. Menschen mit chronischen Verläufen psychischer Erkrankungen planen ihren Suizid oft bewusst und längerfristig im Sinne einer Bilanzierung und entscheiden letztlich trotz der Erkrankung freiverantwortlich, wobei diese Einschätzung in Fachkreisen kontrovers diskutiert wird.

Es spiegelt sich hier ein Grundproblem der Erforschung des Suizides wider. Der Weg in den Suizid ist kein einheitlicher: Es gibt sehr unterschiedliche Konstellationen, die am Ende mit ähnlichen Entscheidungen und Handlungen enden.

Wie entwickelt sich Suizidalität?

Zurückgehend auf Pöldinger und Ringel (Ringel 1953; Pöldinger 1968) werden in der Regel drei Phasen der Suizidalität beschrieben.

Die erste Phase ist die der Erwägung: Hier kommt es zu noch vagen Gedanken an den eigenen Tod als Lösung aller Probleme – ich könnte mir das Leben nehmen, dann hätte ich mich von der Belastung befreit. Solche Erwägungen sind urmenschlich und wahrscheinlich durchläuft jeder von uns solche Phasen irgendwann in seinem Leben.

In diesen Phasen ist es wichtig, dass Unterstützung stattfindet und für die betroffene Person somit ein Horizont, eine Hoffnung spürbar wird. Die Unterstützung muss nicht notwendigerweise professionell sein, auch eine Selbsthilfegruppe, Angehörige oder Freunde können hier hilfreich sein. Auf jeden Fall gilt es hier, im Kontakt zu bleiben, die betroffene Person nicht aus den Augen zu verlieren und verbindliche Termine und Kontaktpunkte zu vereinbaren.

Schwerwiegender ist das Stadium der »Ambivalenz«: Hier gibt es dann bereits die konkrete Idee, sich das Leben zu nehmen, eventuell sind schon bestimmte Methoden überlegt worden. Im Stadium der Ambivalenz sind die Menschen oft zerrissen zwischen dem Wunsch weiterzuleben und dem Wunsch sterben zu wollen; oder sie schwanken von einem Extrem zum anderen. Oft sind sie unruhig, ungeduldig, unter Anspannung, weil ihnen der Gedanke, sich das Leben zu nehmen, Angst macht, zugleich kann er aber auch drängend sein oder einen tröstlichen »Rückzugsort« bilden. Menschen im Stadium der Ambivalenz sind dringend behandlungsbedürftig. Eine solche Phase der Suizidalität ist ein Warnsignal.

Ambivalenz kann in das Stadium des »Entschlusses« münden. Es wird dahingehend beschrieben, dass Menschen plötzlich wie abgeklärt wirken. Sie haben sich entschlossen, sich das Leben zu nehmen und sind aus dem Stadium der Ambivalenz »herausgetreten«. In der therapeutischen Praxis begegnen wir Menschen im Stadium des Entschlusses viel seltener in einem Erstkontakt, denn in solchen Phasen wird nicht mehr oft Hilfe gesucht und es ist oftmals schwer, noch eine therapeutische Beziehung herzustellen. Viele Menschen ziehen sich in dieser Phase innerlich zurück in der Überzeugung, jetzt keine Hilfe mehr zu brauchen. Dennoch teilen sich in allen Phasen, auch noch in der Phase des Entschlusses, viele Menschen bezüglich ihrer

Suizidalität mit und aufmerksam zuhörende Bezugspersonen können Hilfen anregen oder in die Wege leiten.

Die dargestellten Phasen der Suizidalität sind Prototypen und müssen nicht notwendigerweise in der immer gleichen Abfolge verlaufen. Ein Wechsel von der einen zur anderen Phase – in beide Richtungen – ist immer wieder möglich. Sie sind aber ein hilfreiches Konstrukt, um die Entwicklung der Suizidalität vom vagen Gefühl über die konkrete Idee hin zur Planung und schließlich zur Suizidhandlung besser zu verstehen.

Betroffene, die aus der Situation eines schweren Suizidversuchs gerettet wurden, berichten über die Situation kurz vor der Suizidhandlung häufig von einem Tunnelblick, von einem »Sich-bewegen-wie-auf-Schienen«, das ab einem bestimmten Punkt nur noch eine Handlung zuzulassen scheint und zur Suizidhandlung führt. Es kommt in der letzten Phase zu einer kognitiven Einengung und die Menschen verlieren in dieser Situation ihre Freiheitsgrade. Sie haben den Punkt am Ende des Tunnels, den Suizid, vor Augen und gehen vermeintlich alternativlos darauf zu. Solche zeitlichen Abläufe können sich innerhalb weniger Stunden entwickeln. Die Forschung zur Suizidprävention hat gezeigt, dass konkrete Interventionen in dieser Phase sehr hilfreich sind: Aus einer groß angelegten Nachuntersuchung der Menschen, die versucht hatten, sich durch Sprung von der Golden Gate Bridge zu suizidieren, also ihre Suizidhandlung sehr ernsthaft geplant und durchgeführt hatten, weiß man, dass die allermeisten Menschen, welche einen Suizidversuch überleben, nicht noch einmal in eine vergleichbare Situation akuter Suizidalität kommen – mehr als 90 % der Menschen, die gerettet wurden, waren noch zwanzig Jahre später nicht durch einen Suizid verstorben (Seiden 1978). Anders gesagt: Es gibt einen relevanten Teil von Menschen, die sich dessen sicher sind, dass sie sich das Leben nehmen wollen, wenn sie sich in einer solchen Phase der gedanklichen Einengung befinden; die aber, wenn sie durch passgenaue Hilfen in dieser Zeit vom Suizid abgehalten wurden, sich auch später nicht das Leben nehmen. Das »suizidale Fenster« wiederholt sich nicht, die Chance zu einer Erweiterung der Lebensperspektiven kann ergriffen werden – hier können tatsächlich Leben gerettet werden.

Welche Risikofaktoren gibt es für Suizid?

Immer schon gibt es die Hoffnung, durch einfache Fragebögen oder Checklisten die Personen im Voraus zu erkennen, die sich das Leben nehmen wollen. Dies gelingt nicht (Hawton u.a. 2022). Es gibt allgemeine, auch statistisch bedeutsame Risikofaktoren – der Suizid ist aber eine Verhaltensweise, zu der sich einzelne Menschen entscheiden. Suizide sind anderen nicht natürlichen Todesursachen (wie z. B. durch Verkehrsunfall) gegenüber häufig, sind aber dabei doch statistisch gesehen relativ seltene Ereignisse und sind, wie auch andere auf komplexen Faktoren beruhende Verhaltensweisen, nicht für den Einzelfall vorherzusagen. Aus großen Untersuchungen ist ein früherer Suizidversuch als Hauptrisikofaktor bekannt. Weitere bekannte Risikofaktoren sind das Äußern von Suizidgedanken in den letzten Stunden, überdauernde Gefühle von Hoffnungslosigkeit und von fehlender Zugehörigkeit zum sozialen Miteinander, gedankliche Einengung, Unruhe, Suchterkrankungen, männliches Geschlecht, höheres Lebensalter. Prinzipiell risikoerhöhend wirkt auch, wenn kürzlich eine Entlassung aus der Klinik stattgefunden hat, sich also ein vorgegebener beschützender Rahmen aufgelöst hat (Krause u. a.

2020). Die ersten Wochen nach Entlassung sind Zeiten, in denen das Suizidrisiko deutlich erhöht ist.

Generell ist also bei den Hilfeangeboten wichtig, in der Zusammenschau aller Kenntnisse der individuellen Situation, möglichst gemeinsam mit der betroffenen Person ein individuelles Risikoprofil und darauf abgestimmt passende Unterstützungsmaßnahmen zu entwickeln.

Was wissen wir zu Suiziden im Krankenhaus?

Menschen mit akuten Suizidgedanken werden häufig in psychiatrische Krankenhäuser eingewiesen – überwiegend im Einvernehmen, teilweise aber auch gegen ihren Willen. Dies erfolgt zum Schutz und zur Behandlung bei akuten Krisen. Dabei können aber auch Kliniken keinen absoluten Schutz gewährleisten. Es ist bekannt, dass auf etwa 1000 bis 2000 Aufnahmen in einer psychiatrischen Klinik sich ein dort aufgenommener Mensch das Leben nimmt. Dabei finden die Suizide ganz überwiegend im Ausgang, also außerhalb der Station statt; nur etwa 20 % der Suizide finden auf Stationen statt. Suizide in der Klinik bringen erhebliche Belastungen mit sich; nicht nur für die Angehörigen, sondern auch für Mitpatientinnen und Mitpatienten sowie die Mitarbeitenden der Klinik. Ob die Station offen oder geschlossen geführt wird, hat keinen Einfluss auf die Wahrscheinlichkeit eines Suizids im Krankenhaus. Restriktive Maßnahmen gegenüber der suizidalen Person können also keinen Suizid verhindern. Es wird versucht, in Kliniken durch Maßnahmen der baulichen Suizidprävention (Glasow 2011), vor allem aber durch entsprechende therapeutische Herangehensweisen, diese Zahlen zu reduzieren. Es ist aber auch unstrittig, dass es nicht gelingen wird, Suizide vollständig zu verhindern (Menzel & Brieger 2021).

Was weiß die Wissenschaft zur Freiverantwortlichkeit und zum assistierten Suizid?

Wie gehen wir mit Menschen um, die sich aus persönlichen Erwägungen und im Vollbesitz ihrer geistigen Kräfte zum Suizid entscheiden möchten? Das Bundesverfassungsgericht hat in seinem Urteil vom 26. Februar 2020 das Recht auf »Sterben« als Ausdruck der persönlichen Autonomie des Einzelnen »entsprechend seinem Verständnis von Lebensqualität und Sinnhaftigkeit der eigenen Existenz« (Bundesverfassungsgericht 2020) aus einer juristischen Perspektive festgeschrieben. Dies wurde in wissenschaftlichen Verbänden der Fachvereinigungen kontrovers diskutiert. Es gab Irritationen darüber, dass Juristen und »die Gesellschaft« sich zu diesem Thema in diesem Umfang und in dieser Klarheit äußern, hatten doch lange Psychiater und Psychiaterinnen bzw. Ärztinnen und Ärzte insgesamt die fachliche Zuständigkeit für das Thema für sich reklamiert und den Diskurs bestimmt. Tatsächlich hat sich zunehmend gezeigt, dass das Thema Suizid auch gesellschaftlich zu verhandeln ist. Deutlich wurde aber auch in den letzten Jahren, dass der assistierte Suizid zum »Geschäftsmodell« werden kann. Die gescheiterten Versuche, geschäftsmäßige Suizidbeihilfe zu verbieten, spiegeln dies wider. Die diesbezügliche Diskussion ist bis heute nicht abgeschlossen.

Die Arbeiten der Arbeitsgruppe um Sabine Gleich (Gleich u.a. 2024a, 2024b, 2024c) haben belegt, dass auch heute schon ein relevanter Teil von Suiziden durch assistierte Suizide erfolgt. Es hat sich aber auch gezeigt, dass die Durchführung dieser assistierten Suizide z.T. mit erheblichen Problemen einhergeht: Assistierte Suizide sind teuer. Das notwendige Gutachten kostet einen vierstelligen Eurobetrag und die Durchführung des Suizids noch mal ungefähr denselben Betrag.

Dies hat die Konsequenz, dass der assistierte Suizid vorwiegend für Menschen mit guten finanziellen Mitteln z. B. Ärzte, Managerinnen und Juristinnen verfügbar ist. Zugleich kann der derzeitige Qualitätsstandard als zweifelhaft bezeichnet werden, wenn ein Gutachten von demselben Arzt erstellt wird, der danach selbst den assistierten Suizid begleitet. Die Thematik der assistierten Suizide ist von ethischer und gesellschaftlicher Relevanz. Der Blick auf andere Staaten und in die Fachverbände wird hier hoffentlich eine politische und gesellschaftliche Diskussion fördern.

Wie kann Suizidprävention erfolgreich sein?

Auch wenn das Bundesverfassungsgericht das Recht auf selbstbestimmtes Leben und Sterben festgestellt hat, gibt es doch den gesellschaftlichen Konsens, dass die Motivation zum Suizid fast immer aus einer persönlichen Perspektive der Verzweiflung und Not heraus entsteht und somit jeder Suizid einer zu viel ist. Suizidprävention ist eine gesamtgesellschaftliche Aufgabe. Zum Zeitpunkt der Entstehung dieses Buches wird gerade ein Suizidpräventionsgesetz im Bundestag diskutiert, bei dem noch nicht absehbar ist, ob und wie es umgesetzt wird. Es gibt verschiedene Aspekte der Suizidprävention, die sich einerseits auf generelle Aspekte wie beispielsweise bauliche Suizidprävention beziehen. Hier gehört z. B. die Sicherung von »Hotspots« wie hohe Brücken oder problematische Bahnstrecken (z. B. in der Nähe von psychiatrischen Kliniken) dazu. Generelle Suizidprävention betrifft aber auch die gute Verfügbarkeit von Hilfen. Auch in abgelegenen ländlichen Regionen muss der oder die Betroffene oder Angehörige wissen, welche Hilfen vorhanden sind und wie diese schnell verfügbar sind, wenn ein Mensch akute Suizidgedanken äußert. Gerade die oben dargestellte Einengung und das kritische Zeitfenster machen hier rasches Handeln notwendig. Viele Suizide passieren, weil solche Hilfen nicht verfügbar oder bekannt sind. In Bayern gibt es hier beispielsweise spezialisierte Beratungsstellen, wie die ARCHE und insbesondere die Krisendienste nach PsychKHG, die rund um die Uhr ansprechbar sind und auch Hausbesuche durchführen (Welschehold 2021). Es bleibt abzuwarten, welchen Effekt die Krisendienste auf die Zahl der Suizide in Bayern haben werden (ihre Einführung ist noch relativ neu). Ein weiterer grundsätzlicher Aspekt der Suizidprävention ist aber auch die Weiterbetreuung nach einem Suizidversuch durch spezifische psychotherapeutische Interventionen wie z. B. das »Safety Planning« für die Zeit nach Entlassung aus psychiatrischer Behandlung (Hamann u. a. undatiert). Es ist gut bekannt, dass das In-Kontakt-Bleiben mit der betroffenen Person ganz grundsätzlich dazu beiträgt, einen Suizid auch längerfristig zu verhindern, und dass überhaupt das Eingebundensein in soziale Beziehungen Suizide wie auch verfrühtes Sterben insgesamt verhindern kann. Die vor über einhundert Jahren von Durkheim entwickelten soziologischen Hypothesen zum Suizid haben hier bis heute Relevanz (Durkheim 1995): Fehlende soziale Bezüge und fehlende Lebensziele sind und bleiben ein Risikofaktor für Suizid.

Abschließende Überlegungen

Zum Zeitpunkt der Veröffentlichung dieses Buches wird gerade die S3-Leitlinie Suizid und Umgang mit Suizidalität erarbeitet. Sie wird sicherlich ein wichtiger Standard sein, wie zukünftig aus fachwissenschaftlicher Sicht mit dem Thema umzugehen ist. Parallel dazu gibt es aber auch den Aspekt des gesellschaftlichen Umgangs mit Suizid und Suizidversuchen. Aus wissenschaftlicher Sicht kommen wir zu nachfolgendem Fazit:

- Suizidalität ist eine urmenschliche Situation, die durch psychische Erkrankung mitbedingt sein kann, die aber auch in vielen anderen Situationen und im komplexen Zusammenspiel psychologischer, medizinischer und gesellschaftlicher Faktoren auftritt. Es ist eine gesamtgesellschaftliche Aufgabe, durch geeignete Hilfen auf unterschiedlichen Ebenen Suizide zu verhindern, auch wenn es durchaus »frei verantwortliche« Suizidentscheidungen geben kann.
- Besonders gefährdet, einen Suizid zu begehen, sind Männer, Menschen mit früheren Suizidversuchen, Menschen im höheren Alter und in bestimmten Krisen- und Belastungssituationen. Auch können bestimmte psychische Erkrankungen das Suizidrisiko deutlich erhöhen. Einsamkeit und soziale Desintegration ist ein bedeutsamer Faktor für die Entstehung und Entwicklung von Suizidalität. Neu hat sich in den letzten Jahren eine Zunahme von Suiziden und Suizidversuchen von jungen Frauen dargestellt.
- Die Zahl der Suizide ist in Deutschland in den letzten vierzig Jahren – auch durch gezielte Maßnahmen – deutlich gesunken. Seit etwa 17 Jahren gibt es hier aber ein Plateau, das sich seither kaum mehr ändert. Eine weitere Verbesserung der Suizidprävention ist daher wichtig. Dazu gehören auch niedrigschwellige aufsuchende Hilfen in der Region. Im Sinne von »mental health in all policies« (Kappert-Gonther u. a. 2025) ist es wichtig, bei vielen politischen und gesellschaftlichen Entscheidungen auf verschiedenen Ebenen die Auswirkungen auf Suizide und Suizidalität zu bedenken: dies betrifft beispielsweise die Umsetzung von Baumaßnahmen (Hot-

spots), dies betrifft aber auch den Aufbau quartiersbezogener sozialer Hilfssysteme, die Krisen versorgen, und die niedrigschwellige und frühzeitige Bereitstellung von Beratung und Unterstützung für Menschen, die sich mit Suizidgedanken auseinandersetzen.

- Die Prognose im Einzelfall, ob ein Mensch einen Suizid begehen wird oder nicht, gelingt nicht mit standardisierten Instrumenten. Vielmehr muss der Einzelfall in seiner Komplexität verstanden und begleitet werden. Auch der Einbezug des sozialen Umfelds, der Angehörigen ist hier wesentlich. Suizidalität ist immer ein Zeichen und auch eine Botschaft: So will, so kann ich nicht leben. Dadurch entsteht ein Hilfebedarf, dem durch Begleitung und Beziehung wie auch spezifische Therapien zu begegnen ist.
- Die Vermeidung von Suiziden und Suizidversuchen ist eine gesamtgesellschaftliche Aufgabe.

Prof. Dr. med. Peter Brieger ist Facharzt für Psychiatrie und Psychotherapie und Ärztlicher Direktor des Isar-Amper-Klinikums München-Ost. Susanne Menzel ist Psychologische Psychotherapeutin und Referentin der Ärztlichen Direktion am kbo-Isar-Amper-Kinikum München-Ost.

Anhang

Zehn Hinweise für den Umgang mit Menschen, die suizidgefährdet sind[8]

- Wenn jemand von Suizid redet oder einen Suizidversuch unternimmt, geraten die Menschen in der Umgebung meist seelisch unter Druck. Für sie ist es dann oft eine Erleichterung, mit anderen darüber zu sprechen.
- Suiziddrohungen sind immer ernst zu nehmen, umso mehr, je konkreter sie sind. Wer daran denkt, sich das Leben zu nehmen oder es versucht, will aber oft nicht unbedingt tot sein. Er will nur nicht so weiterleben wie bisher, sieht aber keine Möglichkeit hierfür. Die weitaus meisten Menschen, die eine Zeit lang an Suizid gedacht haben, sind später einmal froh darüber, dass sie noch am Leben sind.
- Wer im Gespräch helfen will, braucht nicht für den Betroffenen Lösungen zu finden. Zuhören ist meist am besten, aber oft auch am schwierigsten.
- Wenn jemand daran denkt, sich das Leben zu nehmen, so darf man ihm durchaus auch einmal widersprechen oder eine Enttäuschung zumuten. Die Angehörigen brauchen nicht Samthandschuhe anzuziehen, sondern dürfen offen und ehrlich reden, auch darüber, wie es ihnen selbst geht.
- Wer sich länger mit einem Gefährdeten beschäftigt, wird sich wahrscheinlich auch einmal erpresst und überfordert fühlen, vielleicht

8 Anstatt eines Schlussworts werden hier einige wichtige Hinweise für Angehörige zusammenfassend dargestellt. Der ursprüngliche Text wurde von Mitarbeitenden der ARCHE im Jahr 2001 verfasst (sprachliche Änderungen wurden vorgenommen).

sogar schließlich die Nase voll haben und das Gefühl bekommen, er würde sich am liebsten zurückziehen. Gerade dann kann es entlastend sein, sich Rat und Hilfe bei jemand anderem (eventuell auch an einer Beratungsstelle) zu holen.

- Viele empfinden es als Schande, wenn einer aus der Familie an Suizid denkt, und zögern daher, mit anderen Familienmitgliedern, Freunden oder gar Außenstehenden darüber zu sprechen. Das ist verständlich, aber nicht vernünftig. Wenn es nämlich schließlich zu einem Suizidversuch (vielleicht sogar mit tödlichem Ausgang) kommt, sind die Erschütterungen und das Aufsehen noch wesentlich größer.
- In manchen Fällen kann für eine gefährdete Person der zeitlich begrenzte Aufenthalt in einer psychiatrischen Klinik hilfreich sein. Diese Kliniken sind in den letzten Jahren moderner und humaner geworden. Viele haben »Krisenstationen« eingerichtet, das sind spezielle Abteilungen für Menschen, die sich in einer vorübergehenden seelischen Notlage befinden. Es ist für alle Beteiligten leichter, wenn sich jemand von sich aus entschließen kann, die eventuell notwendige Hilfe einer Klinik in Anspruch zu nehmen. Einen Gefährdeten gegen dessen Willen in eine Klinik zu bringen, ist ein schwerwiegender Eingriff, zu dem sich niemand leicht entscheidet. Sollten die Angehörigen den Eindruck haben, es sei dennoch nicht zu vermeiden, müssen sie sich Rat und Hilfe bei Fachleuten (Beratungsstelle, Hausarzt, Psychiater, Notarzt) holen.
- Auch nach dem Suizidversuch eines Betroffenen hilft nicht falsche Schonung, sondern das Gespräch in respektvoller Offenheit am meisten. Dazu gehört auch die Frage, wie es dazu kommen konnte, was schon lange als bedrückend empfunden wurde, und was eventuell der letzte Auslöser war. Dazu gehört aber auch das

Mitteilen der eigenen Gefühlslage, die sehr oft ein Gemisch von Wut, Hilflosigkeit, Schuldgefühle, Angst und Liebe ist.

- Jeder ist für sein Handeln (auch für einen Suizidversuch) letztendlich selbst verantwortlich. Trotzdem können Angehörige einen unterschiedlichen Einfluss auf das Leben ihrer Nächsten nehmen. Überlegungen dazu entwickeln sich leichter im Gespräch als allein (auch hier kann es nützlich sein, die Hilfe einer Beratungsstelle in Anspruch zu nehmen).
- Wenn sich ein Mensch das Leben genommen hat, ist das für die Angehörigen sehr schlimm. Manchmal tut es gut, mit einem Außenstehenden darüber zu sprechen – eventuell auch noch nach Jahren.

Anlaufstellen

Im Folgenden werden ausgewählte, regionale und überregionale Anlaufstellen für Menschen in Krisen und bei Suizidalität in Deutschland, der Schweiz und Österreich aufgeführt. Auch An- und Zugehörige können dort Hilfe und Unterstützung erhalten oder werden an regionale Institutionen und Organisationen verwiesen.

Die Liste der Anlaufstellen erhebt keinen Anspruch auf Vollständigkeit und stellt eine Auswahl zum Stand Juli 2025 dar.

Hilfeangebote im deutschsprachigen Raum

Für Deutschland – über die Homepage der Deutschen Gesellschaft für Suizidprävention: www.suizidprophylaxe.de
Für Österreich – über die Homepage der Österreichischen Gesellschaft für Suizidprävention: www.suizipraevention.at und www.gesundheit.gv.at/leben/suizidpraevention.html
Für die Schweiz – über die Homepage der Initiative zur Prävention von Suizid in der Schweiz:
www.ipsilon.ch und www.reden-kann-retten.ch

Ausgewählte Kontakte für Deutschland

Überregionale Angebote für Erwachsene

Telefonische Krisenhilfe und Suizidprävention (24 h erreichbar)
Evangelische Telefonseelsorge: 0800 – 111 0 111
Katholische Telefonseelsorge: 0800 – 111 0 222
www.telefonseelsorge.de
Muslimisches Seelsorge-Telefon: 030 – 4 43 50 98 21
www.mutes.de
Ein überparteiliches, konfessionell nicht gebundenes Angebot bietet die **Deutsche Arbeitsgemeinschaft für Jugend- und Eheberatung e. V.**: www.dajeb.de

Der **Bundesverband der Angehörigen psychisch erkrankter Menschen** (BApK) unterhält ein Beratungsangebot per Telefon (Seele-Fon) und Mail: +49 0228 71002424
www.bapk.de und seine Landesverbände (siehe Homepage)

Überregionale Angebote für Kinder und Jugendliche

Nummer gegen Kummer e. V.: 116 111
Bundesweite kostenfreie Sondernummern: 0800 – 111 0 333
Online-Beratung für Kinder und Jugendliche
www.nummergegenkummer.de/online-beratung
U25 Online-Beratung für junge Menschen mit Suizidgedanken (anonyme E-Mail-Beratung durch speziell geschulte Gleichaltrige)
www.u25-deutschland.de
Nummer gegen Kummer e. V. (Elterntelefon): 0800 – 111 0 550
www.nummergegenkummer.de
JugendNotmail.de – Onlineberatung und Chat
www.jugendnotmail.de
Youth-Life-Line – Online-Beratung (Jugendliche beraten Jugendliche)
www.youth-life-line.de
Mano Suizidprävention – Onlineberatung für Menschen ab 26 Jahren
www.niedrigschwellige-suizidpraevention.de

Regionale Anlaufstellen

Krisendienst Bayern: 0800 655 3000
www.krisendienste.bayern
(Oberbayern, Niederbayern, Schwaben, Oberpfalz, Mittel-, Ober- u. Unterfranken)
Berliner Krisendienst
www.berliner-krisendienst.de
(Telefonnummer bzw. Durchwahl je nach Stadtteil siehe Homepage)
Neuhland (Berlin) – Beratungsstelle für suizidgefährdete Kinder- und Jugendliche und deren Eltern: 030 – 87 30 111
AKL – Arbeitskreis Leben e. V. 0711 – 600620
www.ak-leben.de
Krisenzentrum Dortmund: 0231 – 43 50 77
Hamburger Krisentelefon: 040– 428 11 3000
Frankfurter Netzwerk für Suizidprävention (FRANS)
www.frans-hilft.de
Berliner Fachstelle Suizidprävention:
www.suizidpraevention-berlin.de
Kölner Netzwerk für Suizidprävention überLebenswert:
www.ueberlebenswert.de
HEYLIFE Suizidprävention und Psychische Gesundheit:
www.suizidpraevention-sachsen.de
Alle Sozialpsychiatrischen Dienste (SpDi) – deutschlandweit
Alle Gerontopsychiatrischen Dienste (GPDI) – deutschlandweit
Ehe-, Familien und Lebensberatungsstellen – deutschlandweit

Kontaktdaten der **regional zuständigen psychiatrischen Kliniken und Ambulanzen** in Deutschland finden sich über die Homepage der Deutschen Gesellschaft für Suizidprävention www.suizidprophylaxe.de

Kontakt zu **niedergelassenen Fachärzten für Psychiatrie und Psychotherapie, ärztlichen und psychologischen PsychotherapeutInnen** in Deutschland über www.116117.de

Selbsthilfegruppen und Informationen für Trauernde nach Suizid in Deutschland: AGUS – Angehörige um Suizid e. V.: www.agus-selbsthilfe.de

Ausgewählte Kontakte in Österreich

Telefonseelsorge Österreich: +43 142

Für Kinder u. Jugendliche: +43 147

Ö3-Kummernummer: 116 123 (ohne Vorwahl)

Notfallpsychologischer Dienst Österreich/Innsbruck: +43 699 – 18 85 54 00

Ambulante Krisenintervention Pro Mente/Salzburg: +43 662 – 43 33 51

Krisenintervention Salzburg: 0662 – 43 33 51

Kriseninterventionszentrum Wien: +43 01-406 95 95

Ausgewählte Kontakte in der Schweiz

Telefonseelsorge Schweiz: +41 143
Pro Juventute für Kinder und Jugendliche: +41 147
KIZ – Krisenintervention in Zürich: +41 58 384 65 00

Weiterführende Informationen

An dieser Stelle werden ausgewählte, weiterführende Informationen aufgeführt.
Im deutschsprachigen Raum bieten nationale Dachorganisationen der Suizidprävention wissenschaftlich fundiertes Wissen zum Thema Suizidalität.
Für **Deutschland** über die Homepage der **Deutschen Gesellschaft für Suizidprävention** DGS www.suizidprophylaxe.de oder das **Nationale Suizidpräventionsprogramm** NaSPro www.suizidpraevention.de
Für **Österreich** über die Homepage der **Österreichischen Gesellschaft für Suizidprävention** ÖGS www.suizidpraevention.at und www.gesundheit.gv.at/leben/suizidpraevention.html
Für die **Schweiz** über die Homepage der **Initiative zur Prävention von Suizid in der Schweiz** www.ipsilon.ch und www.reden-kann-retten.ch
Stiftung Deutsche Depressionshilfe und Suizidprävention: www.deutsche-depressionshilfe.de
Mental Health First Aid – Kurse Erste Hilfe für psychische Gesundheit und Krisen: www.mhfa-ersthelfer.de

Verein Freunde fürs Leben e. V. informiert über Depression und Suizid: www.frnd.de

Mental-Health-Initiative YAM (Youth Aware of Mental Health) schulbasiertes Präventionsprogramm (13 – 17 Jahre) zum Thema psychische Gesundheit: www.mental-health-initiative.org

Verrückt? Na und! Schulprojekt für Jugendliche ab der 8. Klasse. Aufklärung und Entstigmatisierung von psychischen Erkrankungen und Krisen
www.irrsinnig-menschlich.de/psychisch-fit-schule

Hilfe für Angehörige bei Männern in einer Krise:
www.hilfe-fuer-angehoerige.de

Informationen zum Thema Suizidalität (Texte und Videos) – Online-Programm zur Entstigmatisierung von Suizidalität: 8leben.psychenet.de

Suizidprävention im Alter: www.suizidpraevention-im-alter.de

Information durch den **Bundesverband Angehöriger psychisch Kranker** BApK und seine Landesverbände www.bapk.de

Digitale Apps

KrisenKompass für Menschen in suizidalen Krisen der Telefonseelsorge Deutschland

Life-Step-App des Netzwerks für Suizidprävention in Thüringen

APK Bayern-App der Angehörigen psychisch Kranker Bayern (erhältlich im GooglePlay-Store oder Apple App-Store)

Podcasts

Angehören-Podcast für Angehörige von psychisch erkrankten Menschen der APK München: https://angehoeren-podcast.de

Dead on my feet: Podcast des Münchner Bündnis gegen Depression zum Thema Suizidalität: www.muenchen-depression.de

Verwendete Literatur

Bertolote, J. M.; Fleischmann, A. (2002): Suicide and psychiatric diagnosis: a worldwide perspective. World Psychiatry, 1: 181 – 185. https://pmc.ncbi.nlm.nih.gov/articles/PMC1489848/

Brieger, P.; Kaps, B.; Lohmann, F.; Kammerlander, B.; Hamann, J. (2020): Wer nimmt sich das Leben? Ergebnisse einer psychologischen Autopsiestudie im Allgäu basierend auf Polizeiakten. Psychiatrische Praxis, 47: 198 – 206.

Brieger, P.; Menzel, S.; Hamann, J. (2022): Wird die Rolle von psychischen Erkrankungen beim Suizid überbewertet? Bundesgesundheitsblatt – Gesundheitsforschung – Gesundheitsschutz, 65: 25 – 29.

Bundesgesundheitsministerium; Bschor, T. (2024): Umsetzungsstrategie zur Suizidprävention in Deutschland. Bundesministerium für Gesundheit, Berlin. https://www.bundesgesundheitsministerium.de/fileadmin/Dateien/5_Publikationen/Praevention/Berichte/Plan_zur_Umsetzung_der_Suizidpraeventionsstrategie_in_Deutschland.pdf (08.07.2025).

Bundesverfassungsgericht (2020): Urteil vom 26. Februar 2020:2 BvR 2347/15. Bundesverfassungsgericht, Karlsruhe.

Chang, S.-S.; Stuckler, D.; Yip, P.; Gunnell, D. (2013): Impact of 2008 global economic crisis on suicide: time trend study in 54 countries. BMJ, 347.

DESTATIS (2025): Todesursachen: Suizide. Statistisches Bundesamt, Wiesbaden.
https://www.destatis.de/DE/Themen/Gesellschaft-Umwelt/Gesundheit/Todesursachen/Tabellen/suizide.html (08.07.2025)

Diamond, G. S.; Diamond, G. M.; Levy, S. A. (2014): Attachment-Based Family Therapy for Depressed Adolescents. Washington: American Psychological Association.

Durkheim, É. (1995): Der Selbstmord. 5. Auflage. Suhrkamp-Taschenbuch Wissenschaft; 431. Frankfurt am Main: Suhrkamp.

Frey, M.; Fischer, C. (2021): Praxishandbuch Psychiatrische Krisenintervention. Erste Hilfe bei psychischen Krisen aus interdisziplinärer Sicht. München: Elsevier.

Frey, L. M.; Fulginiti, A.; Lezine, D.; Cerel, J. (2018): The decision-making process for disclosing suicidal ideation and behaviour to family and friends. Family Relations: An Interdisciplinary Journal of Applied Family Studies, 67 (3): 414–427. https://doi.org/10.1111/fare.12315

Friedrich, S.; Teismann, T. (2022): Suizidalität und Krisenintervention bei Kindern und Jugendlichen. Therapie-Tools. Weinheim: Beltz

Gerngroß, J. (2020): Suizidalität und Suizidprävention bei Kindern, Jugendlichen und Erwachsenen. Stuttgart: Schattauer Verlag.

Giernalczyk, T.; Kind, J. (2002): Chronische Suizidalität: Übertragung und Gegenübertragung als Spiegel der psychischen Funktion. In: Bronisch, T. (Hg.): Psychotherapie der Suizidalität. Krankheitsmodelle und Therapiepraxis – störungsspezifisch und schulenübergreifend. 30–39. Stuttgart: Thieme Verlag.

Giernalczyk, T. (2003): Lebensmüde. Hilfe bei Suizidgefährdung. 2. aktualisierte Auflage. Tübingen: dgvt-Verlag

Glasow, N. (2011): Bauliche Suizidprävention in stationären psychiatrischen Einrichtungen. Berlin: Logos-Verlag.

Gleich, S.; Peschel, O.; Graw, M.; Schäffer, B. (2024 a): Assistierte Suizide in München – eine erste kritische Analyse. Rechtsmedizin, 34: 24–30.

Gleich, S.; Peschel, O.; Graw, M.; Schäffer, B. (2024b). Assistierte Suizide in München – Rolle der Sterbehilfeorganisationen und der beteiligten Ärzte. Rechtsmedizin, 34: 31–36.

Gleich, S.; Schienhammer, J.; Peschel, O.; Graw, M.; Schäffer, B. (2024c): Assistierte und konventionelle Suizide in München – ein Gruppenvergleich. Rechtsmedizin, 34: 237–243.

Grasberger, D. (2022): Lebensmut schenken bei Suizidgedanken. Ein Ratgeber für Angehörige und professionelle Helfer. Stuttgart: Verlag Kohlhammer.

Hamann, J.; Brieger, P.; Spießl, H.; Teismann, T. (undatiert). SAFETY+. Suizidprävention durch eine SafetyPlan-Intervention für Patient*innen nach Suizidversuch oder in suizidalen Krisen. https://innovationsfonds.g-ba.de/projekte/versorgungsforschung/safety.693 (07.03.2025).

Hamann, J.; Kaps, B.; Brieger, P. (2019). Todesbescheinigungen zu Suiziden: Qualitätsuntersuchung auf Grundlage von Polizeiakten. Bundesgesundheitsblatt – Gesundheitsforschung – Gesundheitsschutz, 62: 1422–1426.

Hawton, K.; Lascelles, K.; Pitman, A.; Gilbert, S.; Silverman, M. (2022): Assessment of suicide risk in mental health practice: shifting from prediction to therapeutic assessment, formulation, and risk management. Lancet Psychiatry, 9: 922–928. https://doi.org/10.1016/S2215-0366(22)00232-2

Hennipmann-Herweijer, C.; van Nieuw Amerongen-Mecuse, J.; Schaap-Jonker, H.; Boonstra, N. (2024): The experiences of living with a suicidal family member, and the impact on daily life: A systematic review and meta aggregation. Journal of Psychiatric and Mental Health Nursing, 31: 883–903. https://doi.org/10.1111/jpm.13045

Hofmann, L.; Glaesmer H.; Wagner B.; Spahn, C. (2023): Männer in suizidalen Krisen: Ansätze für genderspezifische Suizidprävention und psychosoziale Versorgung. Psychotherapeuten Journal, 3: 273–280.

Kappert-Gonther, K.; Hecken, J.; Deister, A.; Brieger, P. (2025): Mental Health in all policies – wie kann gute Politik für die Seele gestaltet werden? Dr. Kirsten Kappert-Gonther, Prof. Josef Hecken im Gespräch mit Prof. Dr. Arno Deister, Prof. Dr. Peter Brieger, Nervenheilkunde, 44: 371–378.

Kern, T. (2021): Leuchtturm sein. Trauma verstehen und betroffenen Kindern helfen. 2. Auflage. München: Kösel-Verlag.

Kind, J. (2011): Suizidal. Die Psychoökonomie einer Suche. 5. Auflage. Göttingen: Vandenhoeck & Ruprecht.

Krause, T. J.; Lederer, A.; Sauer, M.; Schneider, J.; Sauer, C.; Jabs, B.; Etzersdorfer, E.; Genz, A.; Bauer, M.; Richter, S.; Rujescu, D.; Lewitzka, U. (2020): Suicide risk after psychiatric discharge: study protocol of a naturalistic, long-term, prospective observational study. Pilot Feasibility Studies, 6: 145. https://doi.org/10.1186/s40814-020-00685-z

Lachal, J.; Orri, M.; Sibeoni, J.; Moro, M. R.; Revah-Levy, A. (2015): Metasynthesis of Youth Suicidal Behaviours: Perspektives of Youth, Parents, and Health Care Professioneals. PLoS ONE 18: e0127359.

Lang, A.; Brieger, P.; Menzel, S.; Hamann, J. (2021): Differences between suicide note leavers and other suicides: A German psychological autopsy study. Journal of Psychiatric Research, 137: 173–177. https://doi.org/10.1016/j.jpsychires.2021.02.049

Marshall, P.; Sansom, K.; Jagfeld, G.; Jones, S.; Lobban, F. (2023): Caring for a friend or family member who has experienced sucidal behaviour: A systematic review and qualitative synthesis. Psychology and Psychotherapy: Theory, Research and Practice, 96: 426 – 447. https://doi.org/10.1111/papt.12449

McGorry, P. D.; Mei, C.; Dalal, N.; Alvarez-Jimenez, M.; Blakemore, S.-J.; Browne, V.; Dooley, B.; Hickie, I. B.; Jones, P. B.; McDaid, D.; Mihalopoulos, C.; Wood, S. J.; El Azzouzi, F. A.; Fazio, J.; Gow, E.; Hanjabam, S.; Hayes, A.; Morris, A.; Pang, E.; Paramasivam, K.; Quagliato Nogueira, I.; Tan, J.; Adelsheim, S.; Broome, M. R.; Cannon, M.; Chanen, A. M.; Chen, E. Y. H.; Danese, A.; Davis, M.; Ford, T.; Gonsalves, P. P.; Hamilton, M. P.; Henderson, J.; John, A.; Kay-Lambkin, F.; Le, L.K.-D.; Kieling, C.; Mac Dhonnagáin, N.; Malla, A.; Nieman, D. H.; Rickwood, D.; Robinson, J.; Shah, J. L.; Singh, S.; Soosay, I.; Tee, K.; Twenge, J.; Valmaggia, L.; van Amelsvoort, T.; Verma, S.; Wilson, J.; Yung, A.; Iyer, S. N.; Killackey, E. (2024): The Lancet Psychiatry Commission on youth mental health. Lancet Psychiatry, 11: 731 – 774. https://doi.org/10.1016/S2215-0366(24)00163-9

McLaughlin, C.; McGowan, I.; Kernohan, G.; O'Neil, S. (2016): The unmet support needs of family members caring for a suicidal person. Journal of Mental Health, 25: 212 – 216. https://doi.org/10.3109/09638237.2015.1101421

Menzel, S.; Brieger, P. (2021): Umgang mit Suizid in psychiatrischen Einrichtungen. Köln: Psychiatrie Verlag.

Muir, O. (2020): Mentalizing Crisis Management of Suicide and Self-Injurious Behaviour. In: Williams, L. L.; Muir, O. (Hg): Adolescent Suicide and Self-Injury. Cham: Springer Nature.

O'Connor, R. C.; Pirkis, J. (2016): The International Handbook of Suicide Prevention. Hoboken: John Wiley & Sons, Incorporated.

Omer, H.; Dullberger, D. (2021): Wenn erwachsene Kinder nicht ausziehen. Göttingen: Vandenhoeck & Ruprecht.

Paul, C. (2024): Schuld – Macht – Sinn: Ein Arbeitsbuch für die Begleitung von Schuldfragen im Trauerprozess. Gütersloh: Gütersloher Verlagshaus.

Pirkis, J.; John, A.; Shin, S.; DelPozo-Banos, M.; Arya, V.; Analuisa-Aguilar, P.; Appleby, L.; Arensman, E.; Bantjes, J.; Baran, A.; Bertolote, J. M.; Borges, G.; Brečić, P.; Caine, E.; Castelpietra, G.; Chang, S.-S.; Colchester, D.; Crompton, D.; Curkovic, M.; Deisenhammer, E. A.; Du, C.; Dwyer, J.; Erlangsen, A.; Faust, J. S.; Fortune, S.; Garrett, A.; George, D.; Gerstner, R.; Gilissen, R.; Gould, M.; Hawton, K.; Kanter, J.; Kapur, N.; Khan, M.; Kirtley, O. J.; Knipe, D.; Kolves, K.; Leske, S.; Marahatta, K.; Mittendorfer-Rutz, E.; Neznanov, N.; Niederkrotenthaler, T.; Nielsen, E.; Nordentoft, M.; Oberlerchner, H.; O'Connor, R. C.; Pearson, M.; Phillips, M. R.; Platt, S.; Plener, P. L.; Psota, G.; Qin, P.; Radeloff, D.; Rados, C.; Reif, A.; Reif-Leonhard, C.; Rozanov, V.; Schlang, C.; Schneider, B.; Semenova, N.; Sinyor, M.; Townsend, E.; Ueda, M.; Vijayakumar, L.; Webb, R. T.; Weerasinghe, M.; Zalsman, G.; Gunnell, D.; Spittal, M. J. (2021): Suicide trends in the early months of the COVID-19 pandemic: an interrupted time-series analysis of preliminary data from 21 countries. Lancet Psychiatry, 8 (7): 579–588. https://doi.org/10.1016/S2215-0366(21)00091-2

Pöldinger, W. (1968): Die Abschätzung der Suizidalität: Eine medizin.-psycholog. u. medizin.-soziolog. Studie, Aktuelle Probleme in der Psychiatrie, Neurologie, Neurochirurgie. Bern Stuttgart: Huber.

Reifegerste, D. (2019): Die Rollen der Angehörigen in der Gesundheitskommunikation. Modelle, Funktionen und Strategien. Wiesbaden: Springer VS.

Ringel, E. (1953): Der Selbstmord: Abschluss einer krankhaften psychischen Entwicklung. Wiener Beiträge zur Neurologie und Psychiatrie. Wien Düsseldorf: Maudrich.

Rotthaus, W. (2020): Suizidhandlungen von Kindern und Jugendlichen. Erkennen, verstehen, vorbeugen. Das Elternbuch. Heidelberg: Carl-Auer Verlag.

Seiden, R. H. (1978): Where are they now? A follow-up study of suicide attempters from the Golden Gate Bridge. Suicide and Life Threatening Behavior, 8: 203 – 216.

Sellin, L.; Asp, M.; Kumlin T.; Wallsten, T.; Gustin, L. W. (2017): To be present, share and nurture: a lifeworld phenomenological study of relatives participation in the suicidal person's recovery. International Journal of Qualitative Studies on Health and Well-being, 12: 1287985. https://doi.org/10.1080/17482631.2017.1287985

Schulze, W.; Wallrodt, S.; Schulze, A. (2025): Suizidgedanken, suizidale Handlungen und Suizid bei Mitarbeitenden: Ein Thema von Führungskräften. Untersuchungsergebnisse. Suizidprophylaxe: Theorie und Praxis. 52: 6 – 21

Straub, E.; Chuonyo, A. (2019): Zwischen Sorge und Hoffnung. Angehörige begegnen dem psychiatrischen Krankenhaus. Landesverband Bayern der Angehörigen psychisch Kranker e. V.: http//www.lapk-bayern.de/wp-content/uploads/2020/07/LApK_krankenhaus.pdf (08.04.2025).

Straub, E. (2024): Und wer fragt nach mir? Ratgeber für Angehörige der ApK Bayern. Landesverband Bayern der Angehörigenpsychisch erkrankter Menschen e. V. http//www.lapk-bayern.de/wp-content/uploads/2024/3/ApK-Bayern_Und-wer-fragt-nach-mir_2023_32-Seiten.pdf (08.04.2025).

Teismann, T.; Dorrmann, W. (2015): Suizidgefahr? Ein Ratgeber für Betroffene und Angehörige. Göttingen: Hogrefe.

Teismann, T.; Forkmann, T.; Glaesmer, H. (2021): Suizidales Erleben und Verhalten. Ein Handbuch. Köln: Psychiatrie Verlag.

Till, B.; Niederkrotenthaler, T. (2021): Medieneinflüsse auf suizidales Erleben und Verhalten. In: Teismann, T.; Forkmann, T.; Glaesmer, H. (Hg.): Suizidales Erleben und Verhalten. Ein Handbuch: 273–291. Köln: Psychiatrie Verlag.

Welschehold, M. (2021): Krisendienst in Bayern. Nervenheilkunde, 40: 699–706.